Robin Bulitz

Telemedizin in Deutschland

Der Einsatz von Informations- und Kommunikationstechnologien in der medizinischen Versorgung

Bibliografische Information der Deutschen Nationalbibliothek:

Die Deutsche Nationalbibliothek verzeichnet diese Publikation in der Deutschen Nationalbibliografie; detaillierte bibliografische Daten sind im Internet über http://dnb.d-nb.de abrufbar.

Impressum:

Copyright © Studylab 2018

Ein Imprint der Open Publishing GmbH

Druck und Bindung: Books on Demand GmbH, Norderstedt, Germany

Coverbild: Open Publishing | Freepik.com | Flaticon.com | ei8htz

Inhaltsverzeichnis

Abkürzungsverzeichnis

bspw.	beispielsweise
DGTeleMed	Deutsche Gesellschaft für Telemedizin
EFRE	Europäischer Fonds für regionale Entwicklung
eGK	Elektronische Gesundheitskarte
EKG	Elektrokardiogramm
EMB	Einheitlicher Bewertungsmaßstab
G-BA	Gemeinsamer Bundesausschuss
gematik	Gesellschaft für Telematikanwendungen der Gesundheitskarte mbH
GKV	Gesetzliche Krankenversicherung
GKV-VSG	GKV-Versorgungsstärkungsgesetz
GKV-VStG	GKV-Versorgungsstrukturgesetz
GOÄ	Gebührenordnung für Ärzte
i.d.R.	in der Regel
KHEntgG	Krankenhausentgeltgesetz
KV	Kassenärztliche Vereinigung
MBO-Ä	Musterberufsordnung für Ärztc
NASA	National Aeronautics and Space Administration
OPS	Operations- und Prozedurenschlüssel
RöV	Röntgenverordnung
SGB	Sozialgesetzbuch
TEMPiS	Telemedizinische Projekt zur integrierten Schlaganfallversorgung in der Region Süd-Ost-Bayern
TK	Techniker Krankenkasse
VERAH	Versorgungsassistentinnen in der Hausarztpraxis
VPN	Virtual Private Network
WHO	Weltgesundheitsorganisation

z.B.	zum Beispiel
ZTG	Zentrum für Telematik im Gesundheitswesen

Abbildungsverzeichnis

1 Abstract und Einleitung

Die Telemedizin wird in Zukunft eine tragende Rolle im gesundheitlichen Versorgungssystem der Bundesrepublik Deutschland spielen und zu einem der wichtigsten und bedeutendsten Zukunftsfelder in der medizinischen Versorgung des 21. Jahrhunderts werden. Die flächendeckenden Anwendungen der Telematik und Telemedizin werden eine bessere und effizientere Versorgung von Patienten, beispielsweise in ländlichen Regionen, in denen bereits jetzt ein Ärztemangel zu verzeichnen ist ermöglichen und neue Perspektiven schaffen. Wartezeiten beim Arzt gehören der Vergangenheit an, ältere Patienten können in ihrem häuslichen Umfeld behandelt werden und die Notfallmedizin wird dank telemedizinischer Anwendungen revolutioniert und professionalisiert.[1] Dies sind grob zusammengefasst die theoretischen Ausblicke bei dem Gedanken an die Telemedizin. Wie es sich jedoch tatsächlich in Deutschland zu Beginn des 21. Jahrhunderts, genauer gesagt im Jahr 2016 darstellt, auf welchem Stand die Telemedizin in Deutschland ist, in welchen Bereichen und bei welchen Themen Nachholbedarf besteht oder schon Vorreiterrollen eingenommen werden konnten, gilt es im Folgenden zu betrachten. Dabei spielen rechtliche, technische und ökonomische Fragen eine ebenso große Rolle wie die Akzeptanz der Telemedizin in der Bevölkerung und bei allen Beteiligten im Gesundheitswesen. Darüber hinaus muss betrachtet werden welche Rolle der Gesetzgeber in dem Bezug auf Fragen zur Telemedizin einnimmt und inwiefern seine letzten Bestrebungen zukunftsträchtig sind und bereits gegriffen haben. Dabei stehen das E-Health-Gesetz und die E-Health-Initiative des Bundesministeriums für Gesundheit ebenso im Fokus wie die mehr als schleppend verlaufende Einführung der Telematikinfrastruktur in Deutschland, die bisher mehrere Millionen Euro verschlungen hat. Benchmarks anderer Länder müssen in diesem Zusammenhang ebenso betrachtet werden wie bereits erfolgreich etablierte deutsche Telemedizin-Projekte. Anhand dessen kann schließlich festgestellt werden wo Deutschlands Telemedizin im Jahr 2016 steht und welche Schritte noch zu gehen sind, um einen erfolgreichen, effizienten und ganzheitlichen Einsatz zu gewährleisten. Wie dies im Rahmen der vorliegenden Arbeit geschehen soll, soll im Folgenden kurz erläutert werden, um anschließend mit den aktuellen Herausforderungen des Gesundheitswesens in die Thematik einzusteigen.

---

[1] Vgl. Marxen 2017

1.1 Vorgehensweise

Die vorliegende Arbeit soll die Entwicklung und den Stand der Telemedizin im Jahr 2016 möglichst umfassend abbilden und darstellen. Hierzu erfolgt im ersten Schritt eine Einordnung der Telemedizin in das deutsche Gesundheitswesen. Dabei werden Fragen nach der Notwendigkeit telemedizinischer Lösungen und Anwendungen anhand der Herausforderungen und Probleme des Gesundheitswesens im 21. Jahrhundert geklärt. Die Gründe für den Einsatz der Telemedizin werden hierbei durch die Chancen und Ziele eben dieser begründet und aufgezeigt. Im zweiten Schritt müssen grundlegende Begrifflichkeiten im Rahmen der Digitalisierung im Gesundheitswesen definiert werden, um überhaupt ein klares Verständnis für Themen wie die Telemedizin oder e-Health zu bekommen. Ist dies geschehen folgt im dritten Schritt der Einstieg in den Kern der Arbeit. Es werden die Vor- und Nachteile der Telemedizin deutlich gemacht, die beteiligten Personen und Anwendungsbereiche verschiedener telemedizinischer Anwendungen identifiziert und schließlich die Anforderungen an die Telemedizin nach rechtlichen, technischen und wirtschaftlichen definiert. Im Anschluss wird der Titel der Arbeit verstärkt aufgegriffen und auf die Entwicklungsschritte der Telemedizin in den letzten knapp 120 Jahren eingegangen. Dieser grobe Überblick wird anhand der deutschen telemedizinischen Entwicklungen etwas detaillierter vertieft und mit den Entwicklungen in Europa, den USA und Israel abgerundet. Der Blick auf die Entwicklung schließt letztendlich mit dem aktuellen Stand der Telemedizin in Deutschland im Jahr 2016. Um diesen jedoch bestmöglich abzubilden folgen zum Ende der Arbeit zwei Abschnitte, die die telemedizinische Projektlandschaft in Deutschland würdigen und vorstellen. Dabei liegt der Hauptfokus auf dem vom Autor gewählten Projekt „TeleArzt". Dieses wird ausführlich vorgestellt und in den Kontext der Telemedizin in Deutschland eingeordnet. Abschließend wird anhand und mit Hilfe dieser Ausführungen ein Fazit zum Stand der Telemedizin in Deutschland gezogen und ein Ausblick auf die weiteren notwendigen und zu erwartenden Entwicklungen gegeben. Damit wird die Telemedizin dann ausführlich betrachtet worden sein, ohne jedoch jeden Aspekt und jeden Bereich ausführlich und vollständig gewürdigt zu haben, was aber auch nicht das Ziel dieser Arbeit ist.

2 Einordnung der Telemedizin in das Gesundheitswesen

Das deutsche Gesundheitswesen ist und wird mit großen Herausforderungen, Aufgaben und Fragestellungen konfrontiert, die es unter der Zuhilfenahme verschiedenster neuer oder noch nicht zur Gänze etablierter Verfahren zu lösen und zu beantworten gilt. Diese Herausforderungen sind zum einen der demographische Wandel und der medizinisch-technologische Fortschritt und zum anderen die regionalen Probleme der flächendeckenden Versorgung.[2] Die Entwicklung der deutschen Bevölkerungsstruktur und die damit verbundene Alterung der Bevölkerung bedingt einen Fokus auf die Behandlung chronischer Erkrankungen, die in der Gesellschaft im Allgemeinen und der Medizin im Speziellen immer mehr zunehmen und an Bedeutung gewinnen. Parallel zu den etablierten Versorgungsformen, aber auch weit darüber hinaus, bringt diese Entwicklung schon jetzt und auch in Zukunft weiterhin den Einsatz moderner Kommunikations- und Informationstechnologien ins Spiel.[3] Der Gesundheitstelematik und der Telemedizin werden hier, als besonders Erfolg versprechende Innovationen, große Chancen eingeräumt, um mit Innovationen und Lösungen den aktuellen und kommenden Problemen zu begegnen. Die Telemedizin ist dabei heute nicht mehr nur eine sinnvolle Ergänzung zu klassischen Versorgungsmethoden, sondern liefert bereits Ansätze und Lösungen, die es weiter zu verfolgen und auszubauen gilt. Sie wird sich, da sind sich fast alle Experten einig, als feste Größe der modernen Gesundheitsversorgung etablieren und im Zusammenspiel aus staatlicher und privater Gesundheitsökonomie eine tragende Rolle einnehmen.[4]

Hierbei spielen nicht nur demographische Aspekte, medizinisch-technologische Fortschritte und allgemeine Entwicklungen in unserer Gesellschaft eine Rolle. Das Gesundheitswesen hat sich darüber hinaus und wird sich auch insgesamt zum wirtschaftlich bedeutsamsten Faktor der Wissensgesellschaft im 21. Jahrhundert entwickeln. Die Erklärung für diese Entwicklung und Tatsache liefert die Theorie des russischen Wirtschaftswissenschaftlers Nikolai Kondratieff. Demnach treten in einer Marktwirtschaft nicht nur kurze und mittlere Wirtschaftsschwankungen auf, sondern auch lange Zyklen mit einer Periode von 40 bis 60 Jahren. Sie beruhen auf den von Kondratieff identifizierten Basisinnovationen, welche die Wirt-

---

[2]   Vgl. Pelleter 2012 S. 109 ff
[3]   Vgl. Budych/Carius-Düssel 2013 S. 31
[4]   Vgl. Schultz/Salomo/Gemünden 2005 S. 2

schaft aller Länder in einen Wachstumsprozess führen, der substanzielle Veränderungen und Innovationen nach sich zieht. Sie gelten als Auslöser ganzer Wirtschaftszyklen, die man auch Kondratieff-Zyklen nennt. So waren die Dampfmaschine, die Elektrotechnik, die Chemie und die Kommunikationstechnologie eben solche Basisinnovationen, die man seither in fünf Kondratieff-Zyklen eingeteilt hat. Sie haben das Tempo und die Richtung des Innovationsprozesses weltweit über mehrere Jahrzehnte bestimmt. Mit substanziellen Entwicklungen und Innovationen in der modernen Medizin befindet sich die Weltwirtschaft nach den oben genannten Basisinnovationen wieder am Beginn oder vielmehr bereits in einem neuen Zyklus, dem nunmehr sechsten Kondratieff-Zyklus. Der Megamarkt des nächsten Zyklus ist der Gesundheitssektor. Gesundheit wird hierbei nach Leo A. Nefiodow ganzheitlich verstanden: körperlich, seelisch und geistig, ökologisch und sozial. Dabei werden die Informations- und Kommunikationstechnologien für die Erschließung und Weiterentwicklung der Gesundheitsmärkte unverzichtbar und Gesundheitstelematik und die Telemedizin nehmen einen wichtigen Bestandteil in diesem Veränderungsprozess ein und avancieren zum Zukunftsgut.[5]

Bei chronischen Erkrankungen wie Herzinsuffizienz, Diabetes mellitus II oder akuten Vorfällen, wie z.B. einem Herzinfarkt, steht Telemedizin darüber hinaus für eine innovative Behandlungsform. Diese nutzen elektronische Mittel für die Vorsorge und Behandlung und werden in Deutschland bereits in zahlreichen Projekten, auf die im weiteren Verlauf der Arbeit noch eingegangen wird, genutzt, umgesetzt und fortlaufend weiterentwickelt. Dies ist unter dem Gesichtspunkt, dass es sich bei den genannten Erkrankungen um diejenigen mit der weitesten Verbreitung und dem höchsten Kostenfaktor handelt, von besonderer Bedeutung.[6] Das Potential und die weitreichenden Erfahrungen der Telemedizin in anderen Ländern lassen erkennen, dass sich die Telemedizin auch in Deutschland langfristig durchsetzen wird und bereits auf einem guten Weg ist, wie diese Arbeit im weiteren Verlauf ebenfalls zeigen wird. Unter Berücksichtigung der Zunahme des Lebensalters und dem Anstieg der Anzahl chronischer Erkrankungen werden medizinische wie gesundheitsökonomische Aspekte im Umfeld der Versorgung immer wichtiger. Alleine in Deutschland leben 1,8 Millionen Menschen mit Herzinsuffizienz und über fünf Millionen Menschen mit koronarer Herzkrankheit, die

---

[5] Vgl. Nefiodow 2014
[6] Vgl. Halkow/Heese 2012 S. 3 f

es angemessen zu versorgen gilt. Weitere chronische Krankheiten wie Diabetes oder periphere Verschlusskrankheiten kommen noch hinzu. Die Gesundheitstelematik und die Telemedizin zeigen hierfür bereits praktikable und gute Lösungen auf.[7] Der medizinische Nutzen der Telemedizin ist darüber hinaus durch zahlreiche, wenn auch noch nicht ausreichende Studien belegt und sie wird bereits international erfolgreich eingesetzt. So ist z.B. in den USA ein starkes Wachstum des Gesundheitsmarktes zu beobachten und Telemedizin gilt als probates Mittel, um die Kosteneffizienz der Behandlung zu steigern. Telemedizin ist darüber hinaus ein Mittel, um die strategischen Ziele des „eHealth Action Plan" für alle Bürger der Europäischen Union zu erreichen. Die von der Europäischen Kommission darin formulierten Ziele sind: besserer Zugang, bessere Qualität und höhere Effizienz hinsichtlich der Gesundheitsdienste. Alles zusammen – der demographische Wandel, der medizinisch-technologische Fortschritt, Funktionalität und politischer Rahmen – deutet auf eine vielversprechende Zukunft gesundheitstelematischer Innovationen hin und rückt damit die Bedeutung der Telemedizin in den Fokus.[8]

Gleichzeitig verursachen die Innovation gesundheitstelematischer und telemedizinischer Anwendungen und Lösungen noch Probleme. Die Aufnahme in die Regelleistungskataloge der Krankenkassen und die breite Akzeptanz in Ärzte- und Patientenkreisen sind noch strittig und gehen nur schleppend voran. Die Finanzierung einer „telemedizinischen Revolution" wird kritisch diskutiert und sie wird zum Gegenstand einer richtigen Mischung von Markt und Plan im deutschen Gesundheitswesen. Hinzu kommen datenschutzrechtliche Bedenken.[9] Erhalten die verschiedenen Elemente der Gesundheitstelematik und der Telemedizin zwar im Koalitionsvertrag der CDU/CSU und SPD geführten Bundesregierung von 2013 bis 2017 Aufmerksamkeit, so sind die genauen gesundheitspolitischen Konsequenzen einer breiten Einführung gesundheitstelematischer und telemedizinischer Technologien und Verfahren zum Teil ungeklärt. Die Akteure im Gesundheitswesen liegen häufig im Streit, wenn es um die geeignete Nutzung telemedizinischer Verfahren und ihre Implementation im deutschen Gesundheitssystem geht.[10]

---

[7] Vgl. Pelleter 2012 S. 109 ff

[8] Vgl. eHealth Action Plan 2012-2020

[9] Vgl. Perlitz 2010 S. 14 ff

[10] Vgl. Gausemeier/Grote/Lehner 2012 S.2

2.1 Warum brauchen wir die Telemedizin?

Der Bereich der Telemedizin wird nichtsdestotrotz oder gerade deswegen in den kommenden Jahren weiterhin an Bedeutung gewinnen. Expertengruppen beurteilen die Telemedizin weltweit als eine Methode, um den aktuellen Herausforderungen der Gesundheitssysteme besser gerecht zu werden. Ziel ist es, die Qualität der Gesundheitsversorgung zu verbessern und dabei gleichzeitig die Kosten im Gesundheitswesen zu senken. Da der Gesundheitssektor jedoch seit Jahren zunehmendem Wettbewerbsdruck unterliegt, ist unter Beibehaltung der derzeitigen Praktiken mit weiteren Kosteneinsparungen und dementsprechend mit einem Qualitätsverlust in der Versorgung zu rechnen. Der demographische Wandel und die Zunahme chronischer Krankheiten verstärken den Druck auf das Gesundheitswesen und nicht zuletzt auf die Sozialsysteme zusätzlich. Insbesondere trägt auch eine gewisse Ineffizienz in einem zwischen Staat und Markt oszillierenden Gesundheitswesen zu hohen Kosten und ärztlicher Unterversorgung in bestimmten Regionen bei.[11]

Telemedizin gilt angesichts dieser Herausforderungen und Missstände im deutschen Gesundheitswesen als einer der Hoffnungsträger, der eine effiziente und effektive Gesundheitsversorgung mit ökonomischem Potential garantieren kann. Die technischen Möglichkeiten zur Anwendung von Telemedizin sind heute vorhanden, jedoch besteht der aktuelle Markt aus einer Vielzahl von Produkten und Firmenstrategien, was die Entwicklung einer homogenen Infrastruktur erschwert. Hierbei will jedoch der Staat als Vorreiter gelten und eine ganzheitliche Telematikinfrastruktur, die „gematik" schaffen.[12] Schwierigkeiten und ein subtiles Misstrauen zwischen den Leistungsträgern, den Leistungserbringern und – last but not least - den Patienten, führt jedoch zusätzlich zu Unübersichtlichkeit und Unbehagen. Dies verhindert noch, dass Telemedizin erfolgreicher und effizienter eingesetzt wird.[13]

Das Hauptproblem aber damit auch gleichzeitig der Motor für eine funktionierende Telemedizin ist jedoch das deutsche Gesundheitssystem, welches zunehmend mit Herausforderungen, wie Unter-, Über- und Fehlversorgung zu kämpfen hat. Der demographische Wandel wird in Verbindung mit einer flächendeckenden

---

[11] Vgl. Beschlüsse der 90. Gesundheitsministerkonferenz 2017
[12] Vgl. Gesellschaft für Telematikanwendungen der Gesundheitskarte mbH
[13] Vgl. Beckers 2014 S. 9 ff

und effizienten Versorgung immer mehr zum Problem. Er verursacht Kostensteigerungen und Einnahmedefizite. Insbesondere bedingt er auch die Zunahme chronischer Krankheiten wie Herzinsuffizienz und Diabetes mellitus. Es besteht Handlungsbedarf, um den zukünftigen Herausforderungen, die im Folgenden in drei Kategorien betrachtet werden, angemessen zu begegnen.[14] Diese drei Kategorien sollen somit exemplarisch als Hauptgründe dienen, um zu zeigen, warum es von größter Wichtigkeit ist, eine funktionierende und effiziente Nutzung der Telemedizin zu verfolgen und zu gewährleisten.

2.2 Gründe für den notwendigen Einsatz der Telemedizin

Warum es der Telemedizin bedarf und weshalb sie schnellstmöglich und vor allen Dingen erfolgreich flächendeckend eingeführt, umgesetzt und angewandt werden sollte, wurde bereits im Allgemeinen angerissen. Nun soll es zur klaren Einordnung noch an drei Hauptgründe, den steigenden Kosten im Gesundheitswesen, den sinkenden Einnahmen im Gesundheitswesen und der Ineffizienz im Gesundheitswesen festgemacht werden. Hiernach sollte deutlich werden, warum die Telemedizin schnellstmöglich und in vollem Umfang zur Anwendung kommen sollte. Im Anschluss wird noch einmal auf die Chancen, wie auch die Ziele der Telemedizin in diesem Zusammenhang eingegangen.

Steigende Ausgaben

Die Ausgaben im Gesundheitssektor steigen allem voran aufgrund der Zunahme chronischer Krankheiten, welche bedingt durch die immer älter werdende Bevölkerung zum größten Kostentreiber in der Gesundheitsversorgung des 21. Jahrhunderts geworden sind. Hinzu kommt der technische Fortschritt, der immer bessere, aber auch teurere Behandlungsmethoden ermöglicht und damit die hohen Ansprüche der Patienten sowie der Leistungserbringer an den Gesundheitssektor bedingt – obwohl das Preis-Leistungs-Verhältnis im Gesundheitswesen zwischen Markt und Staat nicht stimmig organisiert ist.[15] Demnach sind die Gesamtausgaben für ambulante Leistungen im deutschen Gesundheitswesen zwischen 2000 und 2015 um fast 100 Prozent gestiegen. Bei stationären und teilsta-

---

[14] Vgl. Porter 2012 S. 8 ff
[15] Vgl. Arnold 2006 S. 182

tionären Einrichtungen ist ein Anstieg um knapp 75 Prozent zwischen 2000 und 2015 festzustellen.[16]

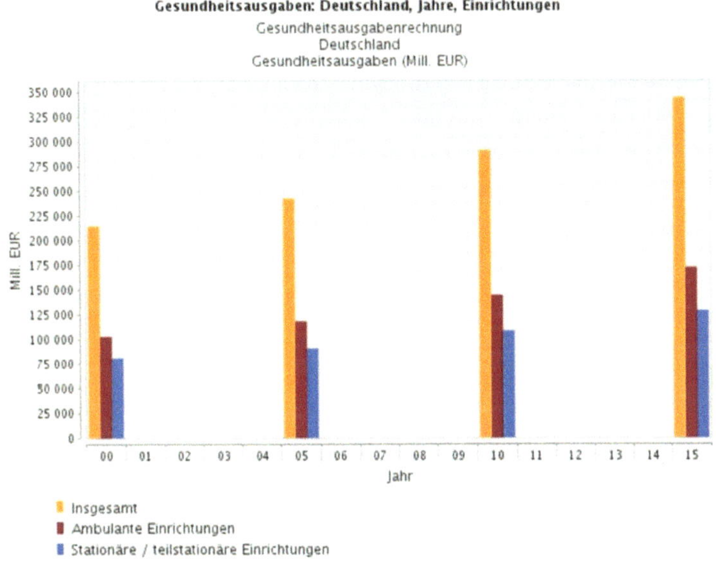

Abbildung 1: Entwicklung der Gesundheitsausgaben in Deutschland von 2000 bis 2015 (Vgl. Statistisches Bundesamt)

Chronische Herzkrankheiten (auch ischämische Herzkrankheiten genannt), wie z.B. die koronare Herzkrankheit, Angina Pectoris, Herzinsuffizienz und Herzrhythmusstörungen waren im Jahr 2015 die häufigste Todesursache in Deutschland mit 356.625 Todesfällen. Knapp 39 Prozent aller Todesfälle wurden somit durch Herz-Kreislaufkrankheiten verursacht. Insgesamt verursachten Erkrankungen des Kreislaufsystems, darunter Herzkrankheiten und Hypertonie (Bluthochdruck) laut Statistischem Bundesamt die meisten stationären und ambulanten Behandlungen.[17]

Die Diabetes-Erkrankung steht heute an vierter Stelle der Haupttodesursachen in den Industrieländern. Vor allem durch die Folgeerkrankungen entstehen ca. 5-10 Prozent der Gesundheitsausgaben. In Deutschland sind ca. 6,5 Millionen Men-

---

[16]   Vgl. Statistisches Bundesamt 2017

[17]   Vgl. Statistisches Bundesamt 2017

schen von der Krankheit betroffen, was eine Diabetes-Häufigkeit von 7,2 Prozent bedeutet und Deutschland im europäischen Vergleich auf Position zwei stehen lässt. Laut dem „Deutschen Gesundheitsbericht Diabetes 2017" liegt die Dunkelziffer der Diabeteserkrankten darüber hinaus bei circa zwei Millionen in Deutschland. Die Zahl der Diabetes-Fälle ist in den letzten zwanzig Jahren weltweit um mehr als das Siebenfache angestiegen und Deutschland ist in diesem Trend recht passend abgebildet. Bis zum Jahr 2025 wird mit einer weiteren Erhöhung auf bis zu 350 Millionen Betroffene gerechnet. Betrachtet man die Kosten der Diabetes in Deutschland anteilig an den Gesamtausgaben wird deutlich, dass sie mit knapp 35 Millionen zwar nicht einschneidend im riesigen Kostenkomplex auffallen, doch unter Betrachtung der Kosten für chronische Krankheiten nehmen sie bereits den zweiten Rang hinter den Ausgaben für Hypertonie-Krankheiten ein. Darüber hinaus zeichnen sich die Gesamtkosten für die Behandlung der Diabetes und der diabetesbedingten Komplikationen für ca. 20 Prozent der gesamten Leistungsausgaben der gesetzlichen Krankenversicherung (GKV) verantwortlich.[18]

Zusätzlich zu den krankheitsbedingten Ausgabenanstiegen im Gesundheitswesen steht Deutschland der Tatsache gegenüber, dass die steigende Lebenserwartung im Land zu deutlichen Mehrausgaben im Gesundheitswesen führt. Die erhöhte Lebenserwartung führt zu einer deutlich vermehrten Inanspruchnahme von Gesundheitsleistungen, was gemeinhin auch als Medikalisierungsthese beschrieben wird. Entgegen den Annahmen oder Hoffnungen, dass mehr Lebensjahre in Gesundheit verbracht werden, was die sogenannte Kompressionsthese unterstützen würde, entstehen also mehr Kosten durch die erhöhte Inanspruchnahme von Gesundheitsleistungen durch die erhöhte Lebenserwartung.

Abbildung 2 belegt, dass die Ausgaben von 2006 bis 2014 weder gesunken oder gleichgeblieben, sondern kontinuierlich gestiegen sind, was eindeutig die Medikalisierungsthese belegt.[19]

---

[18] Vgl. Gesundheitsbericht Diabetes 2017
[19] Vgl. Wild 2016 S. 22

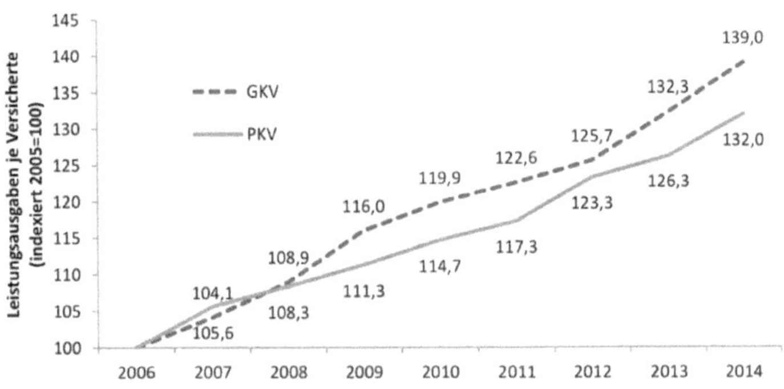

Abbildung 2: Die Leistungsausgaben der GKV und PKV je Versichertem von 2006 bis 2014 (Vgl. BMG 2016)

Demnach belasten chronische Krankheiten sowie der demographische Wandel das Gesundheitssystem in einem großen Maße und machen die Telemedizin als möglichen Kostendämpfer umso spannender. Parallel zu den steigenden Kosten im Gesundheitswesen stehen die sinkenden Einnahmen, deren Gründe im Folgenden grob erläutert werden.

Sinkende Einnahmen

Den soeben erörterten steigenden Ausgaben stehen sinkende Einnahmen in die Gesundheitskassen gegenüber, welche insbesondere durch den demographischen Wandel verursacht werden. Deutschland steht dabei ebenso wie die USA, Japan, China und die anderen Mitgliedstaaten der EU vor großen strukturellen Herausforderungen und Änderungen, die sich aus der zu beobachtenden und erwarteten Bevölkerungsentwicklung ergeben. Der demographische Wandel ist dabei ein scheinbar unaufhaltbares Phänomen, das aufgrund der geringen Fertilität und der gleichzeitig steigenden Lebenserwartung zu einem doppelten Alterungsprozess der Gesellschaft führt.[20]

---

[20]   Vgl. Ehrentraut/Fetzer 2007 S. 25

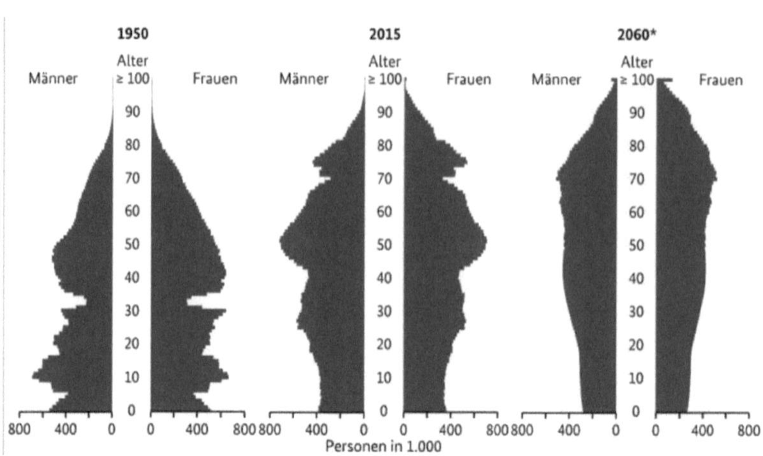

Abbildung 3: Die Altersstruktur der Bevölkerung in Deutschland von 1950 bis 2060 (Vgl. Statistisches Bundesamt und Demografieportal)

Wie in Abbildung 3 zu erkennen ist, leben 2060 voraussichtlich doppelt so viele 70-jährige, wie Kinder geboren werden. Der Seniorenanteil heute beträgt knapp 22 Prozent, im Jahre 2030 wird er 27 bis 30 Prozent betragen und im Jahre 2060 bei 33 bis 36 Prozent liegen. Die Geburtenhäufigkeit wird bei 1,2 bis 1,6 Kinder je Frau bleiben, das heißt jede folgende Frauengeneration wird zahlenmäßig kleiner sein als die ihrer Mütter.[21]

Für das Gesundheitssystem bedeutet dies, dass ein immer kleiner werdender Teil der arbeitenden Bevölkerung einen immer größer werdenden Rentneranteil mitfinanzieren muss. Rentner zahlen prozentual an ihrem Einkommen gemessen so viel wie Erwerbstätige in das Gesundheitssystem ein. Da Erwerbstätige jedoch ein höheres Einkommen haben, zahlen sie insgesamt auch höhere Beträge in die Krankenkassen ein. Bereits 2003 wurde in der Studie „Grundlohnentwicklung und Ausgaben der GKV" von Hermann Berié und Ulf Fink belegt, dass die Einnahmen aus Beitragszahlungen der Rentner im Jahr 2000 die Ausgaben für deren Behandlung nur zu 40 Prozent deckten.

Bis zum Jahr 2020 soll die Deckungsquote nur noch bei 36 Prozent liegen.[22] Die Bevölkerungsentwicklung und die Zunahme der Menschen älter als 65 Jahre, also

---

[21] Vgl. Statistisches Bundesamt 2017

[22] Vgl. Berié/Fink (2003) S. 6 ff

derer, die nicht mehr erwerbstätig sind, bedingt also in großem Maße die sinkenden Einnahmen. Abbildung 4 veranschaulicht die Entwicklung der „älteren" Bevölkerung noch einmal detaillierter.

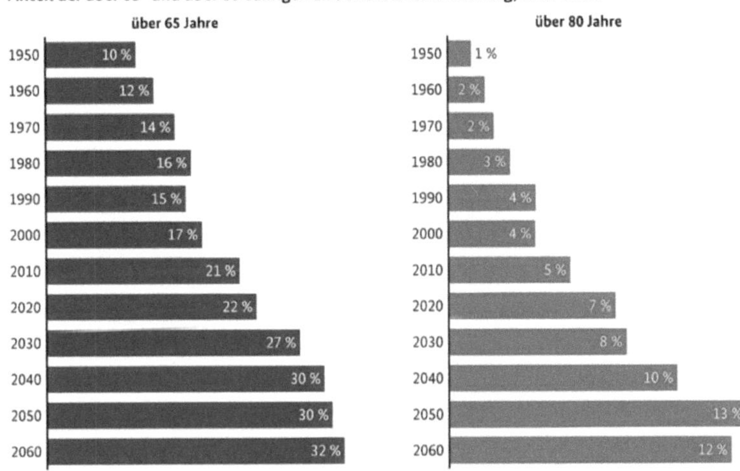

Abbildung 4: Der Anteil der über 65- und über 80-Jährigen in Deutschland von 1950 bis 2060 (Vgl. Statistisches Bundesamt und Demografieportal)

Durch die bereits thematisierte steigende Lebenserwartung und die Zunahme chronischer Krankheiten wird dieser Trend noch verstärkt, sodass damit zu rechnen ist, dass unter Beibehaltung des derzeitigen Systems die Einnahmen der Krankenkassen weiter sinken werden. Zudem gilt das deutsche Gesundheitssystem im internationalen Vergleich als ineffizient, was im letzten der drei Punkte grob beschrieben wird.[23]

Ineffizienz

Das deutsche Gesundheitssystem zeichnet sich durch einen gewissen Grad an Ineffizienz aus, der sich in zwei Punkten, der Versorgung auf dem Land und der Kommunikation zwischen den Ärzten, beispielhaft festmachen lässt.

So mangelt es insbesondere im ländlichen Raum an Ärzten, was zur Unterversorgung eines großen Teils der Bevölkerung führen kann. Der Mangel betrifft bereits

---

[23] Vgl. Kaiser 2014

viele Gegenden Deutschlands. Neben dem Rückgang der hausärztlichen Versorgung, ist der Rückgang fachärztlicher Gruppen immens, sodass es in den letzten Jahren besonders an Augen-, Frauen-, Haut-, und Nervenärzten gefehlt hat. Dem versucht die Regierung gemeinsam mit den Verantwortlichen im Gesundheitswesen zwar entgegenzuwirken und führte 2012 beispielsweise das Versorgungsstrukturgesetz ein, doch die Telemedizin als probates Mittel gegen diesen Trend wird noch nicht ausreichend genutzt und gewürdigt.[24]

Als zweites Beispiel für die Ineffizienz im deutschen Gesundheitswesen soll die fehlende Kommunikation zwischen behandelnden Ärzten herangezogen werden. Diese Fehlkommunikation bedingt besonders häufig Doppel- und Mehrfachuntersuchungen, zu denen es aufgrund des Mangels einer überwachenden Kontrollinstanz kommt. In diesem Zusammenhang fehlt es unter anderem an einer transparenten Kommunikation der Preise für Behandlungen, die dazu führt, dass die Patienten häufig nicht genug aufgeklärt sind über Kostenfragen der Behandlung.[25] Bei den behandelnden Ärzten fehlt zudem das Bewusstsein dafür, teure Behandlungsmethoden zu vermeiden, beziehungsweise Mehrfachuntersuchungen zu verhindern. Erst eine Eigenbeteiligung würde zur Vermeidung der Ineffizienz beitragen, wobei diese erst im letzten Schritt zu empfehlen wäre und der erfolgreiche Einsatz der Telemedizin zuvor erprobt und umgesetzt werden sollte.[26] Aufgrund genau solcher Umstände und Herausforderungen sollen im Folgenden die Chancen und Ziele der Telemedizin aufgezeigt werden, die dabei helfen können, die angerissenen Probleme des deutschen Gesundheitssystems zu überwinden.

2.3 Chancen und Ziele der Telemedizin

Mitte des 20. Jahrhunderts wurde die Telemedizin noch als unbezahlbare und technisch kaum umsetzbare Technologie abgetan und nur spärlich weiterverfolgt. Mit den rasanten Entwicklungen auf dem Gebiet der Informations- und Kommunikationstechnologien rückte die Telemedizin jedoch immer mehr in den Fokus und das hieraus resultierende Potenzial der Telemedizin wurde den Verantwortlichen im Gesundheitswesen immer mehr gewahr. Damit wurde die Telemedizin und ihre Chancen zunehmend im interdisziplinären Interessenfeld von For-

---

[24] Vgl. Kassenärztliche Bundesvereinigung zum Thema „Ärztemangel"
[25] Vgl. Holderried/Holderried/Gugler 2017 S. 3
[26] Vgl. Schott 2014 S. 26 ff

schung, Industrie, Wirtschaft und Politik betrachtet und immer intensiver verfolgt.[27]

Die Gründe hierfür sind vielfältig. Die Anwendungen der Telemedizin zur Unterstützung der Kommunikation und Interaktion zwischen Arzt und Patient sowie zwischen Ärzten im Rahmen der medizinischen Versorgung über räumliche Distanzen hinweg birgt eine Vielfalt an Potenzialen mit dem Ziel, die Qualität, Wirtschaftlichkeit und Transparenz der medizinischen Versorgung zu verbessern. So werden der Telemedizin Chancen zur Verbesserung des Informationsflusses zwischen einzelnen medizinischen Einrichtungen, zur Vermeidung von Patiententransporten und Doppeluntersuchungen, zur ambulanten und stationären Fernüberwachung von Risikopatienten, zur Verbesserung der Versorgungsqualität und Qualitätssicherung, zur Kostensenkung im deutschen Gesundheitswesen, zur Verbesserung der Verfügbarkeit medizinischen Wissens in der Fläche, zur Aus-, Fort- und Weiterbildung sowohl für medizinisches Personal als auch für Patienten und zur Etablierung eines neuen Wirtschaftssektors nachgesagt.[28]

Vor dem bereits angesprochenen Hintergrund des demographischen Wandels, der daraus resultierenden Zunahme chronischer Erkrankungen sowie den steigenden Kosten im Gesundheitswesen und des sich verschärfenden Ärztemangels, besonders in strukturarmen und dünn besiedelten Regionen, wird aus Sicht der Politik und der Kostenträger das Potenzial der Telemedizin zur Kostenkontrolle im Gesundheitswesen hervorgehoben. Seitens der Medizinprodukte- und IT-Industrie wird die Telemedizin so oder so als neuer lukrativer Absatzmarkt in der Gesundheitswirtschaft eingeordnet.[29] Die Ärzte sehen in der Entwicklung in diesem Bereich jedoch weiterhin die Gefahr, dass die qualitative Verbesserung der Patientenversorgung gegenüber den Zielsetzungen in den Hintergrund rückt, und betont die Notwendigkeit der aktiven Mitgestaltung der Entwicklung in diesem Bereich im Interesse von Patienten und Ärzten entsprechend medizinischer Notwendigkeiten und nicht gemäß technischer Machbarkeit.[30]

Zur übersichtlichen Zusammenfassung der Ziele der Telemedizin werden in dieser Arbeit im Folgenden einmal mehr drei Punkte herausgestellt, die beispielhaft

---

[27] Vgl. Gaab/Müller/Burchert 1999 S. 1 ff
[28] Vgl. Kunze/Mutze 2012 S. 1 ff
[29] Vgl. Wendelstein 2012 S. 2 ff
[30] Vgl. Ulsenheimer/Heinemann 1999 S. 197 ff

gelten sollen und die Ziele bestmöglich abbilden. Dabei handelt es sich erstens um die Verbesserung der Versorgungsqualität, zweitens um die notwendigen Kosteneinsparungen im Gesundheitswesen und zuletzt um die Verbesserung der Qualität in der Lehre.[31] Die Grenzen zwischen diesen drei Zielfeldern verlaufen fließend und die genannten Maßnahmen können zum Erreichen mehrerer Ziele führen.

Verbesserung der Versorgungsqualität

Durch die seit Jahren sinkenden Geburtenraten einerseits und die immer besser werdende medizinische Versorgung andererseits hat sich eine problematische demografische Entwicklung in der Bevölkerung abgezeichnet.[32] Die daraus resultierenden verbesserten Therapiemöglichkeiten führen dazu, dass immer mehr Patienten ihre Krankheiten überleben und weiterer Behandlungen bedürfen. Die Folgen sind hohe Gesundheitskosten und eine nicht immer qualitativ hochwertige Patientenbetreuung.[33] Diese Probleme im Gesundheitssystem könnten durch ausgereifte Technik, wie sie die Telemedizin bietet, teilweise gelöst werden. Die Qualität der Patientenversorgung kann z. B. durch das Heranziehen von Spezialisten zur Diagnosestellung erhöht werden. Die Diagnosen würden besser werden, da man mit mehreren Spezialisten gleichzeitig via Telekonferenz Rücksprache halten könnte. Folglich wäre auch die Therapie besser und befände sich vor allem auf dem aktuellsten Wissensstand.

Außerdem kann die Telemedizin eine ortsunabhängige Versorgung ermöglichen. Chronisch kranke Patienten können durch das Telemonitoring auch im häuslichen Umfeld medizinisch versorgt werden. Die Behandlung könnte wohnortnah erfolgen, ohne dass lange Transporte zu Spezialkliniken notwendig wären. Des Weiteren führt die geringe Arztdichte in meist ländlichen Gebieten oft dazu, dass viele Patienten schlichtweg nicht die fachärztliche Behandlung bekommen können, die sie benötigen. Durch den Einsatz der Telemedizin könnte man auch Patienten in strukturschwachen Regionen stets medizinische Expertise zur Verfügung stellen.[34]

---

[31] Vgl. Sögner 2005 S. 657 ff
[32] Vgl. Kapitel 2.2
[33] Vgl. Kapitel 2.2
[34] Vgl. Wendelstein 2012 S. 2 ff

Kosteneinsparungen im Gesundheitswesen

Ein weiteres Ziel ist die Erzielung von Kosteneinsparungen im Gesundheitswesen. Die verteilte, oft unvollständige und für Kommunikationszwecke ungeeignete Dokumentation von Patientenaufenthalten, fehlende, integrierte Behandlungsketten sowie Doppeluntersuchungen werden als Hauptgründe für Ineffizienzen genannt.[35] Telemedizin ermöglicht eine effizientere Gestaltung von medizinischen Dienstleistungen, indem sie beispielsweise unnötige Doppeluntersuchungen vermeidet. Beispielsweise kann es vorkommen, dass bei einer invasiven Untersuchung wie der Gastroskopie der behandelnde Arzt bezüglich seiner Diagnose unsicher ist. Schickt er dann den Patienten zu einem weiteren Spezialisten, so führt der meist nochmals eine eigene Endoskopie durch. Dieser Eingriff sorgt nicht nur für einen doppelten Kostenaufwand, sondern führt auch zu einer unnötigen Belastung für den Patienten.[36] Durch Telemedizin können Ärzte untereinander vernetzt werden, sodass sie zur Konsultation eines Kollegen diagnostische Bilder und Videos versenden können und nicht den Patienten selbst überweisen müssen. Die Vermeidung von Doppeluntersuchungen kann nicht nur zur Vermeidung von Kosten führen, sondern auch zu einer Verringerung der Belastung des Patienten, beispielsweise durch Röntgenstrahlung. Weiterhin können durch die Telemedizin viele Schwachstellen der klassischen Kommunikationsformen wie z.B. die Nichtverwendung von Voruntersuchungen und Vorbefunden oder die verzögerte Weitergabe von Befunden und Arztbriefen vermieden werden. Außerdem können unnötige Krankentransporte verhindern werden, indem erforderliche Untersuchungen vor Ort durchgeführt und die Daten dann an eine Spezialklinik versendet werden.[37]

Verbesserung der Qualität in der Lehre

Die dritte Zielkategorie ist die Verbesserung der Qualität in der Lehre, sowohl für Ärzte und medizinisches Personal als auch für Patienten. Telemedizin will einen einfachen Zugriff auf medizinisches Wissen und dadurch eine bessere Information der Patienten und der medizinischen Dienstleister ermöglichen.[38] Des Weiteren können durch Telemedizin virtuelle Kompetenzzentren für wichtige Krank-

---

[35] Vgl. Kapitel 2.2

[36] Vgl. Geelvink 2009

[37] Vgl. Pelleter 2012 S. 147 ff

[38] Vgl. Nowakowski/Fischer 2015 S. 177 ff

heiten geschaffen werden. Hier könnten räumlich getrennte Experten interdisziplinär zusammenarbeiten und ihre gemeinsamen Erkenntnisse den Patienten und den Angehörigen der Gesundheitsberufe zur Verfügung stellen. Zur Verbesserung der Qualität der studentischen Ausbildung können diese Datenbanken darüber hinaus unmittelbar in der Lehre genutzt werden, das heißt bei Vorlesungen, Kursen und beim Selbststudium. In so genannten Lernmanagementsystemen können den Studierenden digitale Materialien wie beispielsweise Video- und Audiofiles zur Verfügung gestellt werden. Diese Materialien können für Übungszwecke genutzt und im Kontext entstandene Fragen in speziell errichteten Foren diskutieren werden. Die Studierenden können auch ihre Arbeiten in das System einstellen und mit Kommilitonen und Dozenten online über die Inhalte diskutieren.[39]

Selbstverständlich gehen die Ziele und Chancen der Telemedizin noch weit über diese Ausführungen hinaus, doch diese Themen sollen nicht der Kern dieser Arbeit sein, sondern nur zum besseren Verständnis und zur Einordnung dienen. Vielmehr wäre eine Auflistung aller Chancen und Ziele der Telemedizin nicht zielführend und zum jetzigen Zeitpunkt nicht mehr angebracht, da die Chancen bereits erkannt wurden und es in Deutschland momentan vielmehr um die erfolgreiche und flächendeckende Einführung und den Einsatz der Telemedizin geht. Eben diese Entwicklungen und der Stand 2016 in Deutschland sollen in dieser Arbeit daher ausführlicher betrachtet werden. Hierzu werden im folgenden Kapitel zunächst für ein besseres Verständnis die Begrifflichkeiten rund um die Telemedizin genauer definiert und erläutert, um dann daran anschließend in die Entwicklung der Telemedizin einzusteigen und konkrete Beispiele für erfolgreich implementierte Telemedizinprojekte in Deutschland zu präsentieren.

---

[39] Vgl. Matzko 2006 S. 131 ff

3 Definition der Begrifflichkeiten

In der Fachliteratur findet sich eine Vielzahl von Definitionen des Begriffs Telemedizin. Für dieses multidisziplinäre und sich kontinuierlich weiter entwickelnde Instrument der Medizin haben Wissenschaftler und Anwender eine diverse Anzahl von Definitionen entwickelt und verschiedene Definitionen der Telemedizin identifiziert. Der mittlerweile etablierte Begriff Telemedizin fällt unter den weiten Oberbegriff „e-Health", unter dem ganz allgemein der Einsatz elektronischer Medien im Gesundheitswesen sowie die Telemedizin und Telematik zusammengefasst werden. Gleichzeitig stellt die Telemedizin einen Teilbereich der Telematik dar. Dieser Sammelbegriff, der sich aus den Begriffen Telekommunikation und Informatik zusammensetzt, beschreibt im Gesundheitswesen alle Dienste, Verfahren und Systeme, die über eine räumliche Entfernung mittels Informations- und Kommunikationstechnologien ausgeführt werden.[40] Diese drei Begriffe, e-Health, Telematik und Telemedizin sollen im Folgenden definiert werden, um anschließend noch einen Überblick zu den Unterkategorien der Telemedizin zu geben.

3.1 e-Health

Der Begriff e-Health wurde vorrangig Ende der 90er Jahre im Umfeld der sogenannten New Economy geprägt und stammt ursprünglich aus dem Bereich der Wirtschaftswissenschaften, angelehnt an den inzwischen ebenfalls gebräuchlichen Begriff eCommerce. Heute kann e-Health als Oberbegriff aller Varianten telemedizinischer oder telematischer Anwendungen verstanden werden und bildet damit die Interaktionsplattform zwischen Patienten, telemedizinischen Serviceanbietern und Institutionen zum Datentransfer sowie die Basis der Kommunikation zwischen Patienten und/oder Ärzten.[41] Darüber hinaus beinhaltet e-Health individuelle Kommunikationssysteme zum Patientenmonitoring. E-Health umfasst demnach sowohl ambulante als auch stationäre medizinische Informationssysteme, Telemedizin und Homecare sowie personalisierte Gesundheitssysteme und Gesundheitsdienstleistungen wie Telehealth-Monitoring, Telekonsultation, Diseasemanagement und zahlreiche weitere Anwendungen. Darüber hinaus beinhaltet der Begriff zahlreiche regionale, nationale und über Ländergrenzen hinweg reichende e-Health-Informationsnetzwerke und Krankenakten sowie die

---

[40] Vgl. Pelleter 2013 S. 36 ff
[41] Vgl. Pelleter 2012 S. 62

damit verbundenen Aktivitäten wie Überweisungen, Verschreibungen und Ähnliches. Anwendungen in weiteren „nicht-klinischen" Anwendungsfeldern, wie z.B. Gesundheitsportale oder spezialisierte wissenschaftliche Healthportale, die primär im Hintergrund stattfinden und einzuordnen sind, können ebenfalls unter dem Begriff e-Health zusammengefasst werden.[42]

Erstmals erwähnt wurde der Begriff e-Health tatsächlich 1997 in dem Wissenschaftsmagazin "Healthcare PR News and Marketing" und von Marketing-Experten fortan als Modewort eingeführt, das eben dar inzwischen in einer Reihe mit Begriffen wie E-Commerce, E-Business oder E-Solutions steht. Der Mediziner Dr. Gunther Eysenbach beschäftigt sich ebenfalls schon seit 1999 wissenschaftlich mit dem Thema und gibt der Thematik damit eine wissenschaftliche Grundlage. In seinem viel beachteten Artikel „What is e-health"[43] fasst er den Begriff weiter. Er sieht in e-Health nicht nur eine technische Entwicklung, sondern vielmehr eine Einstellung. Der Blick richte sich weg von der Gesundheitsversorgung des Einzelnen, hin zu einer vernetzten, globalen Denkweise. Kommunikations- und Informationstechnologien werden nach Eysenbach zukünftig dazu beitragen, die Gesundheitsversorgung weltweit zu verbessern. Dass der Gedanke von E-Health noch einiges mehr umfasst, zeigt auch die Vielzahl ähnlich gearteter Begriffe wie Digital Health, Healthtech, Online-Health, Health 2.0, Cybermedizin, Cyberdoc und Consumer Health Informatics, die in den Folgejahren im Umfeld des e-Health-Begriffs aufkamen. Hier wird deutlich, dass der Begriff verschiedene Themenfelder berührt.[44]

Im Gabler Wirtschaftslexikon, dass vom Springer Verlag und seinen wissenschaftlichen Experten gepflegt und befüllt wird, findet sich folgende Definition und Einordnung, die als Standard dieser Arbeit verwendet werden soll.

> „Unter dem Begriff Electronic-Health (E-Health) werden elektronisch unterstützte Aktivitäten im Gesundheitswesen zusammengefasst. E-Health wird damit als ein Oberbegriff für die Gesamtheit aller elektronischen Anwendungen zur medizinischen Versorgung verstanden, wobei es keine allgemeine Legaldefinition gibt. E-Health erfolgt auf Basis von modernen Informations- und Kommunikationstechnologien. Die Informations- und Kommunikationstechnologie wird als Schlüsseltechnologie im Ge-

---

[42] Vgl. Fischer/Aust/Krämer 2016 S. 3 ff.

[43] Vgl. Eysenbach 2001

[44] Vgl. E-Health Blog 2017

sundheitswesen gesehen. So soll den Herausforderungen im Gesundheitssystem, die insbesondere durch den demografischen Wandel und die Versorgung in strukturschwachen und ländlichen Gebieten geprägt sind, mithilfe von flächendeckenden Anwendungen der Telematik und Telemedizin begegnet werden. Merkmale von E-Health sind insbesondere Information, Kommunikation, Dokumentation und Vernetzung. Für die Entwicklung von E-Health spielen zahlreiche Disziplinen eine Rolle. Hierzu zählen u.a. die Betriebs- und Volkswirtschaftslehre, Kommunikations- und Medienwissenschaften, medizinische Informatik, Versorgungsforschung und die klassische Medizin. Heute gibt es zahlreiche Fachgesellschaften, die sowohl auf der nationalen als auch internationalen Ebene agieren und die Thematik rund um E-Health vorantreiben. Zu den Anwendungsfeldern von E-Health zählen insbesondere die Teleedukation/Teleausbildung, Telekonsultation, Telediagnostik, Telemonitoring und die Teletherapie."[45]

Anhand dieser Definition wird deutlich, dass e-Health als Oberbegriff für die im Folgenden erläuterten Begriffe Telematik und Telemedizin dient und diese in sich zusammenfasst, wie in Abbildung 5 nochmal deutlich wird.

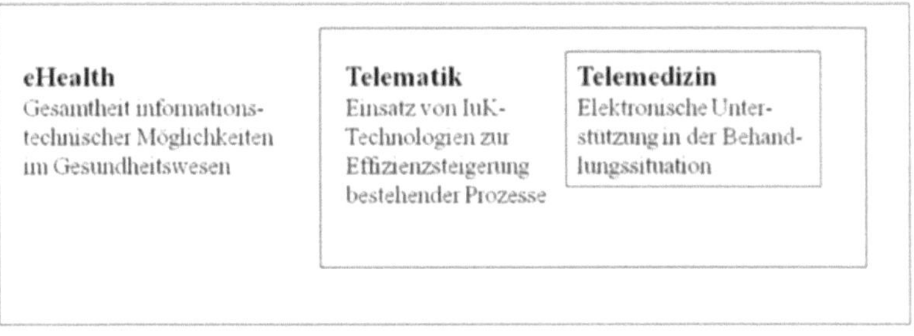

Abbildung 5: e-Health als Oberbegriff für die Telematik und Telemedizin (Vgl. Burchert 2002)

e-Health reiht sich damit zwar als Oberbegriff vor der Telematik und der Telemedizin ein, ist aber der zeitlich-historisch betrachtet der jüngste Begriff wie Abbildung 6 zeigt.

---

[45] Vgl. Gabler Wirtschaftslexikon 2017

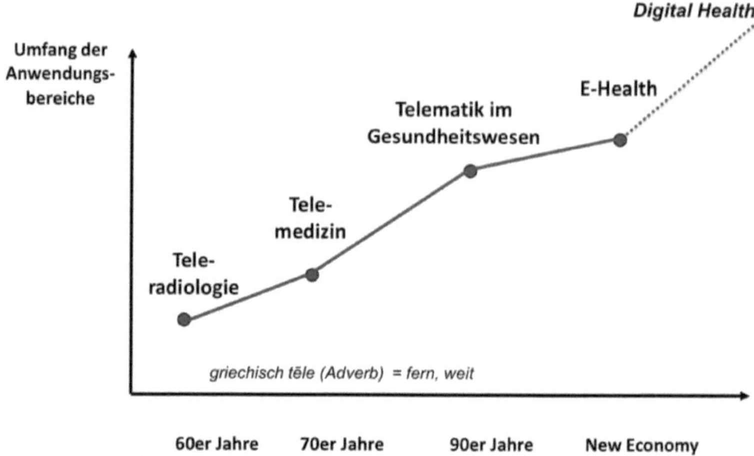

Abbildung 6: : Entwicklung der Begrifflichkeiten (Vgl. Jedamzik 2014 S. 9)

Während e-Health wie beschrieben als Oberbegriff für die Telematik und die Te-lemedizin dient, taucht die Telematik im zweiten Schritt etwas „tiefer" in die Thematik ein, dient aber ebenfalls wiederum als Oberbegriff, in dem sich schließ-lich die Telemedizin wiederfindet. Die Definition, Begrifflichkeit und Einordnung der Telematik soll demnach im Folgenden vorgenommen werden.

3.2 Telematik

Der Begriff Telematik entstand Mitte der 90er Jahre[46] als Kunstwort aus den Be-griffen Telekommunikation und Informatik zur Bezeichnung von kombinierten Anwendungen der Telekommunikations- und Informationstechnik. Telelmatik, die im Kontext des Gesundheitswesens auch als Gesundheitstelematik bezeichnet wird, ist das Fachgebiet, das sich mit Telematikanwendungen im Gesundheitswe-sen beschäftigt. Die Telematik dient der Überbrückung von Zeit und Raum und stellt allen Akteuren des Gesundheitswesens Informationen und Daten zur Verfü-gung.[47]

---

[46] Vgl. Abb. 5
[47] Vgl. Reiter/Turek/Weidenfeld 2011 S. 5

Die Weltgesundheitsorganisation (WHO) definiert die (Gesundheits-) Telematik als einen Sammelbegriff für gesundheitsbezogene Aktivitäten, Dienste und Systeme, die über eine Entfernung hinweg mit Mitteln der Informations- und Kommunikationstechnologie ausgeführt werden. Sie dienen dem Zweck der globalen Gesundheitsförderung, der Krankheitskontrolle und der Krankenversorgung und helfen bei der Ausbildung, dem Management und der Forschung im Gesundheitswesen.[48] Die (Gesundheits-) Telematik bezeichnet demnach der Telemedizin übergeordnete Bereiche und Anwendungsfelder, indem Telematiksysteme beispielsweise dezentrale telemedizinische Anwendungen unterschiedlicher Fachbereiche in Krankenhäusern verbinden. Diese Systeme schaffen eine Verbindung zwischen administrativen und medizinischen Bereichen und können der Klinikleitung und -verwaltung als Entscheidungsgrundlage dienen. Unter Gesundheitstelematik versteht man also abschließend zusammengefasst die Anwendung von Telematik im Gesundheitswesen, wobei Telematik die gemeinsame aber auch getrennte Anwendung von Telekommunikation und Informatik meint.

Demnach ist Telematik der Sammelbegriff für Anwendungen und Prozesse, die sich telekommunikations- und informationstechnischer Methoden bedienen. Als allgemeine Ziele der Telematik werden die Erhöhung der Wertschöpfung bestehender Prozesse oder die Schaffung neuer Wertschöpfung durch die Etablierung neuer Prozesse und Geschäftsmodelle formuliert. Diese lassen sich analog und sehr einfach auf Prozesse, Anforderungen und Geschäftsmodelle des Gesundheitswesens übertragen, sodass diese Ziele ebenso für die Gesundheitstelematik gelten.[49]

Die Begriffe e-Health und Telematik werden häufig synonym verwendet, wobei bereits festgestellt wurde, dass e-Health einen größeren Rahmen umfasst und daher als Oberbegriff dient und die (Gesundheits-) Telematik damit einschließt beziehungsweise umfasst.[50] Ebenso schließt die Telematik aber auch die Telemedizin mit ein und bildet den Rahmen für eben diese. Daher wird die Telemedizin im Folgenden als letztes definiert und eingeordnet.

---

[48]   Vgl. WHO 2017
[49]   Vgl. Häckl 2010 S. 65
[50]   Vgl. Kapitel 3.1

3.3 Telemedizin

Unter Telemedizin wird die Nutzung von Informations- und Kommunikationstechnologien für medizinische Anwendungen verstanden. Der Begriff Telemedizin fand Mitte der 70er Jahre erstmals Anwendung[51] und setzte sich daraufhin durch und fort. Durch die Verwendung von Instrumenten der Telematik und Telekommunikation unterstützen telemedizinische Anwendungen die Interaktion und Kommunikation zwischen Ärzten und Patienten sowie zwischen Ärzten im Rahmen einer medizinischen Versorgung über räumliche Grenzen hinweg, um Qualität, Transparenz und Wirtschaftlichkeit zu verbessern.[52] Die WHO hat im Jahr 1997 folgende Definition des Begriffs Telemedizin herausgegeben:

> „Telemedizin ist die Erbringung von Gesundheitsdienstleistungen durch Gesundheitsberufstätige unter Verwendung von Informations- und Kommunikationstechnologien zum Austausch gültiger Informationen für Diagnose, Therapie und Prävention von Krankheiten und Verletzungen, für Forschung und Bewertung sowie für die kontinuierliche Ausbildung von Gesundheitsdienstleistern im Interesse der Förderung der Gesundheit von Individuen und ihren Gemeinwesen, wenn dabei die räumliche Entfernung einen kritischen Faktor darstellt."[53]

Eine deutlich aktuellere Definition lieferte die Bundesärztekammer 2015, nachdem sie festgestellt hatte, dass der Begriff der Telemedizin im allgemeinen Sprachgebrauch eine erhebliche Unschärfe aufweist und in der öffentlichen Diskussion dieses Themas die fachliche Grundlage und die Bezüge häufig unklar blieben. Daher definierte sie Telemedizin wie folgt und wies darüber hinaus noch darauf hin, dass telemedizinische Methoden integraler Bestandteil nahezu jeden medizinischen Fachgebiets sind und daher von telemedizinischen Methoden in der Gesundheitsversorgung der Bevölkerung gesprochen werden sollte, um den Eindruck eines eigenständigen Fachgebiets „Telemedizin" zu vermeiden.[54]

---

[51] Vgl. Abb. 5

[52] Vgl. Pelleter 2012 S. 63 f

[53] Vgl. WHO 1997

[54] Vgl. AG Telemedizin der Bundesärztekammer 2015 S. 1 f

> „Telemedizin ist ein Sammelbegriff für verschiedenartige ärztliche Versorgungskonzepte, die als Gemeinsamkeit den prinzipiellen Ansatz aufweisen, dass medizinische Leistungen der Gesundheitsversorgung der Bevölkerung in den Bereichen Diagnostik, Therapie und Rehabilitation sowie bei der ärztlichen Entscheidungsberatung über räumliche Entfernungen (oder zeitlichen Versatz) hinweg erbracht werden. Hierbei werden Informations- und Kommunikationstechnologien eingesetzt."[55]

Der Spitzenverband der gesetzlichen Krankenkassen (GKV-Spitzenverband) geht in seiner Definition noch etwas weiter und schließt unter dem Begriff der Telemedizin eine Vielzahl sehr unterschiedlicher Techniken und Anwendungen mit ein. Diese sind insbesondere die Verbesserung und Erleichterung der Kommunikation zwischen Leistungserbringern (z. B. elektronischer Arztbrief, Telekonsile), die elektronische Befunddokumentation mit ortsunabhängigem Datenzugriff (z. B. in einer elektronischen Patientenakte), die intensivierte Überwachung von Vitalparametern (z. B. Blutdruck) durch Telemonitoring-Verfahren und die Telekonsultation mit ärztlichem Gespräch, Beratung und/oder Therapieempfehlung (z. B. Video-Sprechstunde).[56] Laut der Definition des GKV-Spitzenverbandes dient die Telemedizin der Überwindung räumlicher Entfernungen im Rahmen von medizinischen Sachverhalten. Sie beinhaltet sowohl die Messung, Erfassung und Übermittlung von Informationen als auch die Anwendung medizinischer Verfahren mit Hilfe elektronischer Informations- und Kommunikationstechnologien. Sie kommt in der Kommunikation von Ärztinnen, Ärzten und ggf. nichtärztlichem Fachpersonal untereinander sowie in der ärztlichen Kommunikation mit Patientinnen und Patienten zum Einsatz.[57]

Zuletzt soll die Definition der Deutschen Gesellschaft für Telemedizin (DGTeleMed) betrachtet werden. Diese in Deutschland als treibende Kraft der Telemedizin angesehene Gesellschaft hat zum Ziel sektorielle Grenzen zu überwinden und überregionale leistungsstarke Gesundheitsunternehmen zunächst in der stationären Versorgung aber künftig sicher auch im ambulanten Bereich für telemedizinische Anwendungen zu nutzen und zu identifizieren. Sie will mit dieser Initiative länderübergreifend Initiativen, Aktivitäten und medizinisches sowie medizintechnisches Wissen und Engagement aufgreifen und bündeln, um dem zukunfts-

---

[55] Vgl. AG Telemedizin der Bundesärztekammer 2015 S. 2
[56] Vgl. Positionspapier des GKV-Spitzenverbands 2016 S. 7
[57] Vgl. Positionspapier des GKV-Spitzenverbands 2016 S. 24

orientierten und -trächtigen Thema Telemedizin eine Plattform für bundesweite Kommunikation und Interessenvertretung zu verschaffen und innovative Lösungen und Produkte im Rahmen eines modernen Internet-Portals überregional und international nachhaltig zu vermarkten. Darüber hinaus geht es darum, die Interessen zahlreicher innovativer klein- und mittelständischer Unternehmen zu vertreten, die mit vielfältigen modernen und innovativen Produkten und Lösungen zur Verbesserung der Gesundheitsversorgung beitragen können, im Wettbewerb mit großen und international agierenden Unternehmen jedoch auf dem deutschen und europäischen Markt häufig nicht mithalten können. Die DGTeleMed will dazu beitragen, das Bewusstsein für die vielfältigen Möglichkeiten der Gesundheitswirtschaft, im Besonderen in der Telemedizin, innerhalb und außerhalb bestehender Organisationen der Gesundheitsversorgung, in Wirtschaft, Wissenschaft und Politik zu wecken und die Zusammenarbeit vielfältiger Akteure im Interesse einer optimalen Gesundheitsversorgung zu fördern.[58] Die DGTeleMed gilt damit als größter und vielleicht einflussreichster Förderer der Telemedizin in Deutschland, weshalb gerade ihre Definition der Telemedizin nicht außen vor bleiben darf. Demnach definiert die DGTeleMed die Telemedizin wie folgt.

> „Telemedizin ist ein vergleichsweise neues Tätigkeitsfeld im Gesundheitswesen. Man versteht darunter die Erbringung konkreter medizinischer Dienstleistungen in Überwindung räumlicher Entfernungen durch Zuhilfenahme moderner Informations- und Kommunikationstechnologien. Telemedizin ist ein Teilgebiet der Telematik. Der mittlerweile etablierte Begriff Telemedizin fällt unter den weiten Oberbegriff E-Health, der noch nicht endgültig definiert wurde. Man fasst heute viele Aktivitäten wie den Einsatz elektronischer Medien im Gesundheitswesen allgemein (Stichwort: elektronische Gesundheitskarte, elektronische Patientenakte, elektronische Fallakte, elektronischer Arztbrief oder eRezept u. a.), Telemedizin, Telematik u. a. unter diesem Begriff zusammen. So wird beispielsweise Telematik im Gesundheitswesen als ein Sammelbegriff für gesundheitsbezogene Aktivitäten, Dienste und Systeme definiert, die über räumliche Entfernung mit Mitteln der Informations- und Kommunikationstechnologie ausgeführt werden."[59]

Die Definitionen der Telemedizin können fast beliebig fortgeführt werden, da sich seit dem erstmaligen Aufkommen der Begrifflichkeit Mitte der 70er Jahre zahlreiche Experten aus Wirtschaft, Forschung und natürlich dem Gesundheitswesen

---

[58] Vgl. DGTeleMed 2017
[59] Vgl. DGTeleMed 2017

förmlich auf die Thematik gestürzt haben. Eine abschließende und vor allem Dingen einheitliche Definition ist daher kaum möglich und im Rahmen dieser Arbeit nicht umsetzbar. Vielmehr ist es aber auch gar nicht gewollt, da die Telemedizin ein viel zu großes, flexibles und sich stetig weiterentwickelndes Feld ist, dass der einen, allgemeingültigen Definition nicht bedarf und auch besser nicht bedürfen sollte. Gemein ist den angeführten und fast allen weiteren Definitionen jedoch die Zuhilfenahme und Anwendung der Informations- und Kommunikationstechnologien durch die Telemedizin. Auch sind sich die Experten und Wissenschaftler, die sich mit der Telemedizin auseinandergesetzt haben darin einig, dass die Telemedizin der Überwindung räumlicher Entfernungen zur Erbringung medizinischer Leistungen und aller dem Gesundheitswesen anhängender Aufgaben und Herausforderungen dient.

Demnach beschreibt Abbildung 7 die Telemedizin recht treffend, wenn auch sehr spartanisch. Die drei abgebildeten Einflussfaktoren der Telemedizin wurden jedoch im Verlaufe der Definition der Begrifflichkeiten in diesem Kapitel mit ausreichend Leben gefüllt, sodass die Grafik anhand des soeben beschriebenen mit Inhalt gefüllt werden kann und die Telemedizin treffend in den definitorischen Kontext rückt.

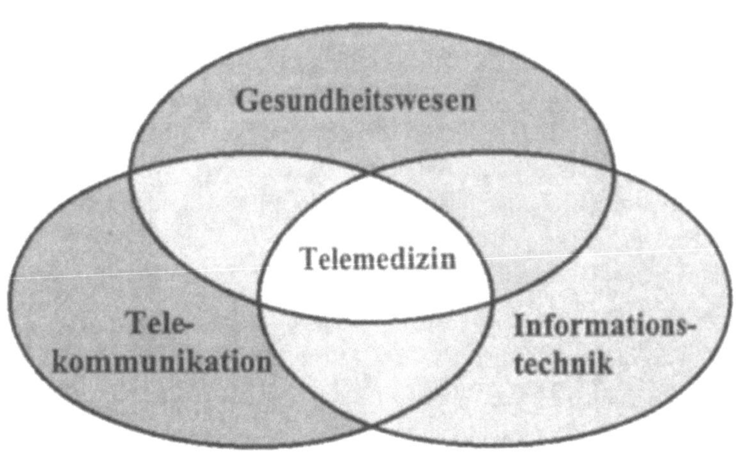

Abbildung 7: Definition der Telemedizin (Vgl. Gnann 2001 S. 20)

Wie es sich mit den zahlreichen Definitionen zu den Themen e-Health, (Gesundheits-) Telematik und Telemedizin verhält, so verhält es sich auch wiederum unter dem Oberbegriff der Telemedizin. Eben diese verfügt schließlich über zahlreiche weitere Unterkategorien, von denen im Folgenden die wichtigsten kurz vorgestellt, definiert und eingeordnet werden sollen.[60]

3.4 Weitere telemedizinische Begrifflichkeiten

Während sich die Telemedizin aus den Oberbegriffen e-Health und (Gesundheits-) Telematik herauskristallisiert und unter diesen drei Begriffen der älteste ist, so ist lediglich noch ein Begriff historisch betrachtet zuvor erwähnt worden. Es handelt sich dabei um **die Teleradiologie,** die erstmals in den 60er Jahren Einzug in die wissenschaftlichen Betrachtungen und Abhandlungen hielt. In dieser Zeit entwickelte sich auch ihre von da an immer stärker und vermehrt zunehmende Anwendung.[61] Demnach ist es auch logisch, dass die Teleradiologie als erste telemedizinische Anwendung Einzug in die Richtlinien und Gesetze des Gesundheitswesens hielt und inzwischen in der Röntgenverordnung (RöV) verankert ist. Die Definition, die eben diese für die Teleradiologie liefert, findet man in § 2 Nr. 24 RöV. Danach stellt die Teleradiologie die Untersuchung eines Menschen mit Röntgenstrahlung unter der Verantwortung eines Arztes nach § 24 Abs. 1 Nr. 1 RöV dar, der sich nicht am Ort der technischen Durchführung befindet, und der mit Hilfe elektronischer Datenübertragung und Telekommunikation insbesondere zur rechtfertigenden Indikation und Befundung unmittelbar mit den Personen am Ort der technischen Durchführung in Verbindung steht.[62] Das Zentrum für Telematik im Gesundheitswesen (ZTG) fasst die Beschreibung bzw. die Definition der Teleradiologie etwas kürzer und interpretativer, in dem es die Teleradiologie zunächst als jeden Prozess in der Medizin sieht, bei dem radiologische Bilder mittels Telekommunikation an einen entfernten Ort übertragen werden. Dabei wird auf die intersektorale Kommunikation eingegangen, die bei der Teleradiologie zunehmend wichtiger wird, da radiologische Bilder und Befunde eine wesentliche Grundlage sowohl für die stationäre als auch für die ambulante Diagnostik und die Behandlung sind.[63]

Anhand der Teleradiologie und ihrer gesetzlichen Vorreiterstellung im Gesundheitswesen kann auch das Dilemma für die Anwender deutlich gemacht werden.

---

[60] Vgl. Sommer 2016 S. 4 ff.

[61] Vgl. Abb. 5

[62] Vgl. Wigge/Frigger 2015 S. 3

[63] Vgl. Krüger-Brand 2007 S. 27

Der Gesetzgeber schreibt gemäß § 3 Abs. 4 S. 2 RöV vor, dass die Teleradiologie grundsätzlich auf den Betrieb in der Nacht sowie an Feiertagen und Wochenenden zu beschränken ist. Darüber hinaus kann gemäß § 3 Abs. 4 S. 3 RöV auch der teleradiologische Betrieb im Tagesdienst angeordnet werden, wenn ein Bedürfnis im Hinblick auf die Patientenversorgung besteht. Dieses Bedürfnis ist jedoch nicht ausreichend geklärt und befindet sich damit stets in einem rechtlich fragwürdigen Rahmen, der die Ärzte meist vor Herausforderungen stellt und die Teleradiologie somit lediglich zu einer „Ersatzlösung" macht.[64] Abschließend sei noch die Definition der DGTeleMed betrachtet, die die Teleradiologie nach § 3 Absatz 4 RöV als Prozess medizinischer Befundung eines Patienten von dem Arzt/Radiologen, der zum Befundungszeitpunkt nicht vor Ort ist, definiert. Hierbei wird mittels moderner Informations- und Kommunikationstechnologien der zuständige Radiologe über verschlüsselte Datenübertragungswege mit dem Patientenstandort verbunden.[65]

Eben diese verschlüsselten Datenübertragungswege führen hin zu einem weiteren substanziellen Bereich der Telemedizin, **der Telekonsultation.** Diese beschreibt einen Prozess der Kooperation im Gesundheitswesen, wenn ein oder mehrere medizinische Experten gleichzeitig in den Diagnose- bzw. Therapievorgang mittels Einsatz moderner Informations- und Kommunikationstechnologien einbezogen werden (z.B. Teleradiologie). Dies kann via Telekommunikation oder auf anderen Wegen erfolgen und schließt grundsätzlich mindestens zwei Parteien ein, die auf medizinischer Ebene oder zu medizinischen Themen kommunizieren wollen.[66] Telekonsultation kommt dabei in der Medizin zum Einsatz, wenn sich behandelnde Ärzte von nicht ortsansässigen Kollegen oder medizinischen Kompetenzzentren eine zweite Meinung zum vorliegenden Krankheitsbild und des daraus abgeleiteten diagnostisch-therapeutischen Vorgehens bei der Behandlung einholen wollen. Die Kommunikation erfolgt dabei mittels moderner Telematik in Form einer Videokonferenz oder einem Bildtelefonat. Um als behandelnder Arzt innerhalb einer komplexen Behandlungsstrategie den Überblick zu behalten und die hohe Behandlungsqualität zu gewährleisten, ist das zu Rate ziehen einer weiteren medizinischen Meinung von unabhängigen Ärzten und Kompetenzzentren

---

[64] Vgl. Wigge/Frigger 2015 S. 3 ff.

[65] Vgl. DGTeleMed 2017

[66] Vgl. DGTeleMed 2017

unerlässlich. Neben den wachsenden Anforderungen im medizinischen Bereich gestalten sich auch rechtliche Vorgaben im Gesundheitswesen zunehmend strenger, weshalb gerade im Gesundheitssektor der Bedarf an Telekonsultationsmöglichkeiten steigen wird. Betrachtet man den erwerbswirtschaftlichen Aspekt, stellt die Antwort eines konsultierten Arztes auf die Anfrage des anderen Arztes, eine eigenständige ärztliche Leistung dar, deren Honorierung derzeit noch nicht in rechtlichen Rahmenbedingungen für die Telekonsultation im klinischen Alltag definiert ist.[67] Neben diesen rechtlichen und abrechnungstechnischen Fragen kommt noch das Problem der Fernbehandlung hinzu, wenn die Telekonsultation nicht nur unter Ärzten oder medizinischem Fachpersonal, sondern zwischen Arzt und Patient stattfindet,[68] wie es im Projekt „TeleArzt", welches in Kapitel 7 dieser Arbeit genauer vorgestellt und betrachtet wird, der Fall ist.[69]

Ebenso wird im Rahmen dieses Projekts und im Kontext der Telemedizin immer wieder auf den Begriff des Telemonitorings eingegangen. Beim **Telemonitoring** handelt es sich abermals um informations- und kommunikationstechnologisch gestützte Verfahren, die die Untersuchung, Diagnose und laufende Überwachung von Patienten über sogenannte Telemetriesysteme ermöglichen. In der Regel geschieht dies auf der Grundlage definierter medizinischer, technischer sowie datenschutz- und allgemeinrechtlicher Voraussetzungen. Im Mittelpunkt steht die damit verbundene drahtlose Datenübermittlung medizinischer Messgeräte an relevante Stellen (z.B. in Arztpraxen und Krankenhäuser). Telemonitoring wird vor allem eingesetzt, wenn eine engmaschige Kontrolle des Patienten im häuslichen Umfeld notwendig ist oder die Erreichbarkeit bzw. Mobilität des Patienten eingeschränkt ist. Die erhobenen Vitalparameter werden dabei meist direkt an einen medizinischen Betreuer oder ein Expertensystem übertragen, das die Bewertung der Daten vornimmt. Im Falle eines lebensbedrohlichen Zustands erfolgt die automatische Alarmierung des Hausarztes bzw. des Notdienstes oder der zuständigen medizinischen Verantwortlichen.[70]

---

[67] Vgl. Bayerische TelemedAllianz 2017

[68] Vgl. Möws 2017

[69] Vgl. Kapitel 8

[70] Vgl. Müller/Rybak/Klingenheben 2013 S. 181 ff.

Der GKV-Spitzenverband liefert in Abbildung 8 eine überaus treffende und allgemein verständliche Darstellung für das Telemonitoring, indem es die drei Bestandteile, Patient – Arztpraxis – Server, zusammenbringt.

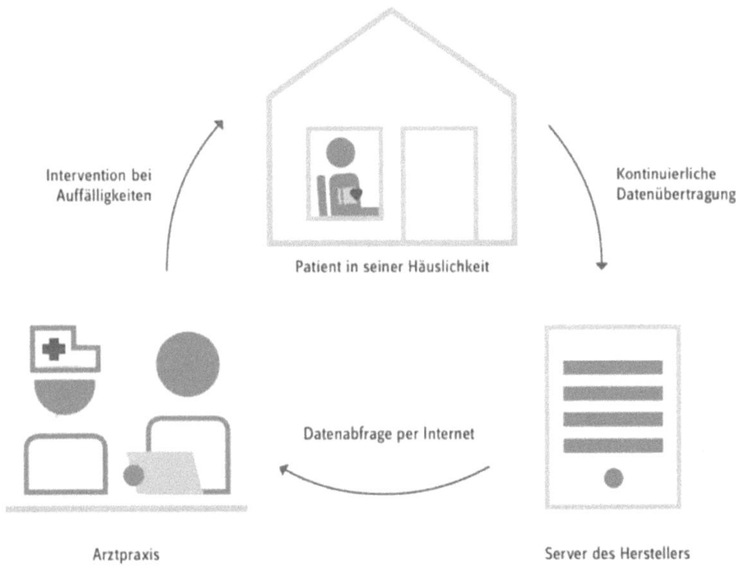

Abbildung 8: Beispielhafte Darstellung einer Telemonitoring-Anwendung (Vgl. Positionspapier des GKV-Spitzenverbands 2016 S. 8)

Darüber hinaus definiert der GKV-Spitzenverband das Telemonitoring wie folgt: „Telemedizinische Anwendung, bei der Vitalparameter (z. B. Blutdruckwerte) automatisch erhoben und kontinuierlich (i. d. R. in täglichem Turnus) an (eine oder mehrere) Ärztinnen bzw. Ärzte, um diese bei klinischen oder gerätetechnischen Ereignissen zeitnah zu informieren und eine frühzeitige medizinische Intervention zu ermöglichen."[71] Abschließend sei auch beim Telemonitoring noch die Definition und Einordnung der DGTeleMed, als eine der aussagekräftigsten Instanzen in der Telemedizin, betrachtet. Das selbsternannte Forum für Kommunikation, Diskussion und Interessenvertretung in der Telemedizin in Deutschland und Europa versteht unter Telemonitoring die Überwachung von Patienten bzw. von Vitalfunktionen durch den Arzt oder das Pflegepersonal über eine räumliche Dis-

---

[71] Vgl. Positionspapier des GKV-Spitzenverbands 2016 S. 24

tanz hinweg. Bei der Patientenversorgung differenziert die DGTeleMed zwei Bereiche. Zum einen gibt es die Überwachung physiologischer Parameter, bei der körpernahe Sensoren kontinuierlich indikationsrelevante Vitalparameter wie z.B. Blutdruck, Puls und EKG erfassen. Dabei werden die Daten zunächst an eine Basisstation übermittelt und von dort aus an ein telemedizinisches Servicezentrum weitergeleitet. Hier werden die Daten schließlich erfasst und ausgewertet und der Arzt greift über das Internet und einen geschützten, persönlichen Zugang auf die Daten zu und greift im Notfall ein. Zum anderen bietet das Telemonitoring die umfassende Kommunikation zwischen Leistungserbringer und Patient, was als Teil einer interaktiven Betreuung im Sinne eines Disease- bzw. Case-Managements von statten geht und ebenfalls in Kapitel 8 im Rahmen der Abhandlungen zum Projekt „TeleArzt" genauer betrachtet wird. Abschließend beschreibt die DGTeleMed das Telemonitoring als eine sinnvolle Ergänzung zur klassischen medizinischen Behandlung, die die Möglichkeit bietet, schnell und einfach zu diagnostizieren und zu reagieren.[72]

Neben den betrachteten, definierten und in den Kontext eingeordneten Oberbegriffen e-Health, (Gesundheits-) Telematik und Telemedizin und der Auseinandersetzung mit den drei telemedizinischen Anwendungen der Teleradiologie, der Telekonsultation und dem Telemonitoring gibt es noch zahlreiche weitere Unterkategorien, die aus der Telemedizin entstanden sind bzw. diese flankieren, ergänzen und in den Kontext gehören.

Im Rahmen dieser Arbeit können diese jedoch nicht alle vorgestellt werden, sodass Abbildung 9 lediglich einen Überblick zur Vollständigkeit halber geben soll und die Möglichkeit besteht im Folgenden auf die Anwendungsbereiche der Telemedizin und ihre Vor- und Nachteile einzugehen.

---

[72] Vgl. DGTeleMed 2017

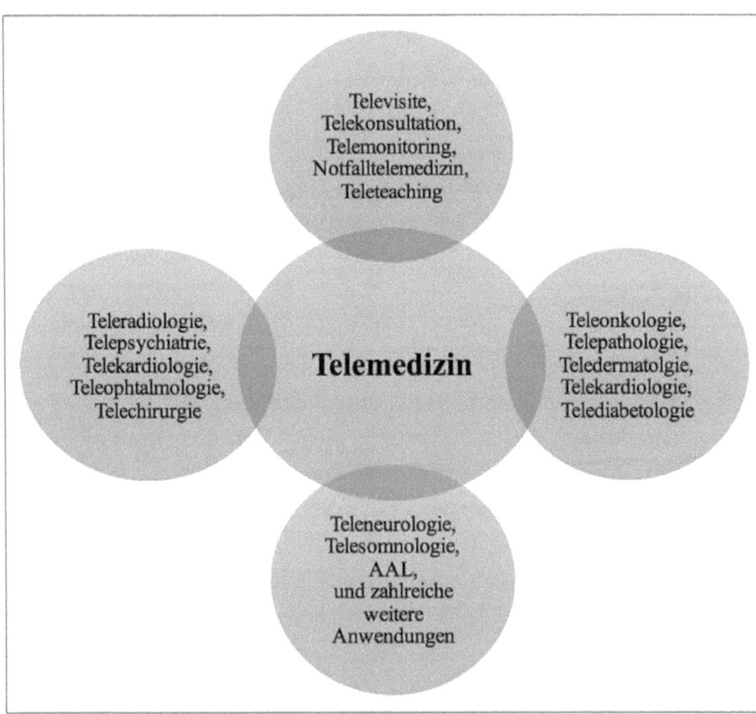

Abbildung 9: Ein Überblick telemedizinischer Anwendungsfelder (Eigene Darstellung)

4 Bereiche und Anforderungen an die Telemedizin

Nachdem in Kapitel 2 bereits angedeutet und aufgezeigt wurde, warum die Telemedizin in den Fokus rücken muss und verstärkt und vermehrt zum Einsatz kommen muss, soll im Folgenden noch einmal klar aufgezeigt werden, was die Vorteile der Telemedizin sind. Dabei dürfen und werden natürlich auch sich ergebende Nachteile nicht außer Acht gelassen und ebenso angeführt und vorgestellt. Eben diese Vorteile und Nachteile ergeben sich aus den ebenfalls in Kapitel 2 angeführten Chancen der Telemedizin, gehen über diese jedoch noch hinaus und führen weitere wichtige Punkte ins Feld. In welchen Bereichen, genauer gesagt, in welchen Anwendungsbereichen und in welchem Rahmen diese Vorteile und Nachteile zum Tragen kommen, soll anschließend geklärt werden. Dabei ist es wichtig zu beachten und anzumerken, dass es bei den Anwendungsbereichen nicht um die unterschiedlichen Teilgebiete der Telemedizin, wie sie in Abbildung 9 aufgezeigt wurden, geht, sondern viel mehr um die beteiligten Parteien und die Ausartung der Anwendung. Ist dies geschehen, wird sich dem „Gerüst" der Telemedizin gewidmet, welches aus den Anforderungen an eben diese und dem rechtlichen Rahmen besteht. Beides wird im folgenden Kapitel genauer vorgestellt und analysiert.

4.1 Die Vorteile und Nachteile der Telemedizin

Die Telemedizin hat zweifelsohne viele Vorteile, von denen an dieser Stelle die wichtigsten und bedeutendsten vorgestellt und betrachtet werden sollen. Die Vermeidung von Doppeluntersuchungen gehört hierbei aus Patientensicht aber auch aus Sicht der Ärzte sicherlich zu den wichtigsten Vorteilen, da Untersuchungsergebnisse in digitaler Form, z.B. der elektronischen Patientenakte einfach angehängt werden können und somit gleich mehrere weitere Vorteile mit sich bringen. Zum einen kann der Patient so entlastet werden und die Anzahl der teils anstrengenden Arztkontakte verringert werden und zum anderen können Kosten für zusätzliche Behandlungen und Untersuchungen eingespart und anderweitig eingesetzt werden. Darüber hinaus kann jeder berechtigte Arzt auf diese Daten zugreifen und auch das Archivieren von Röntgenbildern und weiteren Patientendaten und -materialien entfällt, so dass eine zusätzliche Platz- und Kosteneinsparung erfolgt. Damit ist zudem eine durchgehende Dokumentation, ein sogenanntes Disease Management möglich und die Qualität und Wirtschaftlichkeit der Patientenversorgung wird erhöht, was damit auch die Zufriedenheit des Patienten erhöht und im letzten Schritt gegebenenfalls zu einem besseren Behandlungserfolg führt.[73]

Ein weiterer Vorteil sind schnellere und kürzere Kommunikationswege zwischen medizinischem Fachpersonal. Als Beispiel sollen hier Krebsuntersuchung dienen, bei denen es häufig vorkommt, dass der operierende Chirurg oft noch während des Eingriffes das Urteil eines Pathologen über Gewebeproben braucht, bevor er über sein weiteres Vorgehen entscheiden kann. In kleineren Krankenhäusern ohne eigene Pathologie ist es jedoch häufig so, dass die Gewebeprobe mit dem Taxi oder einem Kurierdienst zum nächsten Pathologen transportiert werden muss, während der Patient unter Narkose noch auf dem Operationstisch liegt und die Befundung unter hohen Sicherheitsrisikos, die eine Operation mit sich bringt, abwarten muss. Durch schnellere und kürzere Kommunikationswege, die die Telemedizin dank informations- und kommunikationstechnologisch gestützter Anwendungen bietet und liefern kann verkürzen sich die Wartezeiten und entstehende Kosten entfallen. Die Zufriedenheit der Patienten kann gesteigert werden und vor allem Dingen können die Operationszeiten verkürzt werden. Damit erfolgt eine Erhöhung der Qualität und des Qualitätsmanagements, was wiederum neue Vorteile im Rahmen des Krankenhausbetriebs nach sich zieht.[74]

Einer dieser Vorteile wird erneut durch die Telemedizin bedingt. Es handelt sich dabei um eine koordinierte Geräteauslastung im Krankenhaus oder in ambulanten operativen Einrichtungen, wie Medizinischen Versorgungszentren oder Tageskliniken. Ein weiterer wichtiger Punkt der Telemedizin ist die Senkung der Fehlerquote durch das schnelle Einholen einer Zweitmeinung bzw. Expertenmeinung. Das hierdurch die Qualitätssicherung und das Qualitätsmanagement ebenfalls gefördert wird liegt auf der Hand. Eben dieses Streben nach Qualitätssicherung und verbessertem Qualitätsmanagement ist mit Hilfe der Telemedizin durchführbar und umsetzbar und führt im weiteren Verlauf zu einem sogenannten Qualitätswettbewerb zwischen den unterschiedlichen medizinischen Einrichtungen und dient am Ende dem Patienten.[75]

Nach Betrachtung dieser ausgewählten Vorteile soll schließlich noch eine Einordnung in Patienten- und Ärztevorteile erfolgen. Alle Vorteile, die sich aus der Tele-

---

[73] Vgl. Vogl 2002 S. 376 ff.
[74] Vgl. Brauns/Loos 2015 S. 1068 ff.
[75] Vgl. v. Baer/Barczok 2014 S. 242 ff.

medizin ergeben, können im Rahmen dieser Arbeit jedoch nicht vorgestellt werden, sodass eben diese Einordnung erfolgt und die beiden wichtigsten Parteien, Patienten und Ärzte, abbildet. Die Vorteile für den Patienten lassen sich dabei wiederum in zwei Kategorien aufteilen, welche zum einen die verbesserten Bedingungen der Inanspruchnahme von Leistungen im Gesundheitswesen und zum anderen die Verbesserung der Versorgungsqualität sind. In der ersten Kategorie sind die Vorteile verkürzte Pflegezeiten, verkürzte Warte- und Behandlungszeiten, verkürzte Liegezeiten, wohnortnähere Behandlungen und Nachsorge, die Senkung von Transportkosten, die Gefahrenreduzierung durch Transportvermeidung und schnellerer Zugang zu spezialisierten Versorgungseinrichtungen. Zur Verbesserung der Versorgungsqualität führt die Telemedizin indem sie unnötige Behandlungen und Mehrfachuntersuchungen vermeidet und dadurch die Belastung des Patienten verringert.[76] Darüber hinaus kommt es durch den Einsatz telemedizinischer Anwendungen und Lösungen zu einer Vermeidung von unnötiger Maximaldiagnostik, zu der Verringerung der Gefahr von Fehlbehandlungen, zu einer schnelleren und effektiveren Therapieeinleitung, zu einer optimalen und sicheren Diagnose, Therapie und Therapieplanung nach dem jeweils aktuellsten Wissensstand, zu einer Verbesserung der Heilungs- und Überlebenschancen in zeitkritischen Fällen, zu einer Reduzierung der psychischen und physischen Belastungen durch schnellere Benachrichtigung über die Ergebnisse der Untersuchung, zu einem allgemein verbesserten Informationsstatus des Patienten und schließlich zur Verbesserung der Selbsthilfe. Der Patient profitiert damit über zahlreiche Bereiche hinweg und wird dank der Telemedizin gestärkt in seiner Interaktion mit dem Gesundheitswesen und den darin agierenden Akteuren. Als abschließender Überblick zu den Vorteilen der Telemedizin soll Abbildung 10 dienen, die die Potenziale der Telemedizin für die Krankenhäuser, die niedergelassenen Ärzte, die Patienten und die Kostenträger und die Gesellschaft recht übersichtlich zusammenfasst.[77]

Auf der anderen Seite bringt die Telemedizin wie erwähnt auch Vorteile und Nutzen für das medizinische Fachpersonal, speziell die Ärzte mit sich. Diese lassen sich nach qualitativen, effektivitäts- und effizienzbezogenen und Wettbewerbskriterien betrachten und gelten sowohl für Ärzte im ambulanten wie auch im statio-

---

[76] Vgl. Sögner 2016 S. 85 ff.
[77] Vgl. Krankenhausforum Sachsen 2015 S. 9 ff.

nären Bereich. So führt die Telemedizin zu einer Steigerung der Qualität der medizinischen Arbeit, wobei hier nochmals zwischen Strukturqualität, Prozessqualität und Ergebnisqualität zu unterscheiden ist.[78] Eine Steigerung bzw. Verbesserung der Strukturqualität kann durch den Zugriff auf neueste Forschungsergebnisse und den Einsatz neuester Technologien erreicht werden. Die Fortbildungseffekte für Mitarbeiter, eine bessere Erreichbarkeit für den Patienten und umfassende Befundübermittlung bedingen ebenfalls eine solche Verbesserung. Die Prozessqualität wird dank eines schnelleren und umfassenderen Zugriffs auf alle relevanten Patientendaten, eine schnellere zeitgerechte Einleitung von Diagnosen und Therapien und durch das Einholen einer Zweit- bzw. Expertenmeinung verbessert und weiterentwickelt. Schließlich kann auch noch die Ergebnisqualität durch eine Verminderung von Fehldiagnosen und Komplikationen und der Einbindung in Qualitätssicherung- und Kontrollprogramme verbessert werden. Die Effektivität und Effizienz kann besonders im ambulanten Bereich und in der Praxisorganisation, also für niedergelassene Ärzte verbessert werden. Dies gelingt der Telemedizin indem sie dank ihrer Anwendungen und Lösungen Warte- und Behandlungszeiten verringert, eine Flexibilität in der Terminplanung möglich macht, für verbesserte Bedingungen zur Patientenführung sorgt, Suchzeiten für Mitarbeiter reduziert, die Kommunikation mit den kassenärztlichen Vereinigungen beschleunigt und erleichtert und eine schnellere Rechnungsstellung erlaubt. Die Wettbewerbsfähigkeit steigert die Telemedizin schlussendlich dank eines verbesserten Rufs der Ärzte, wenn sie die telemedizinischen Lösungen und Anwendungen einsetzen und so dank verstärkter Kooperation mit renommierten Spezialisten und optimaler Terminplanung und Anwendung neuester medizinischer Technologie mehr „Kunden" bzw. Patienten erreichen.[79]

---

[78] Vgl. Nagel / Dittmar / Wohlgemuth 2009 S. 18
[79] Vgl. Busse 2016 S. 13 ff.

Akteur	Potenziale der Telemedizin
Krankenhäuser	• Vermeidung von Doppelleistungen (v.a. diagnostisch) • Verkürzung der Behandlungsdauer • Kosten- und Zeiteinsparungen • Effizienter Ressourceneinsatz • Steigerung der Effektivität von Forschung, Aus- und Weiterbildung • Ausweitung der Kompetenz • Sektorenübergreifende Behandlung • Stärkung der Wettbewerbsfähigkeit • Erhöhung der Patientenzufriedenheit
niedergelassene Ärzte	• Schnellerer Zugriff auf relevante Patientendaten • Schnellere und sichere Diagnose- und Therapieeinleitung • Zweitmeinung durch Spezialisten, Steigerung der Qualität • Einfacher Zugriff auf Expertensysteme und neueste wissenschaftliche Erkenntnisse • Neue Formen der medizinischen Fort- und Weiterbildung • Wettbewerbsvorteil und Reputationsgewinn • Erhöhung der Patientenzufriedenheit
Patienten	• Erhöhung der Diagnosesicherheit • Risikoreduzierung von Fehlbehandlungen • Schnellere und effektivere Therapieeinleitung/-korrektur, besonders in zeitkritischen Fällen • Verkürzung von Behandlungs-/Operations- und Liegezeiten • Verkürzung von Wege- und Wartezeiten • Vermeidung von unnötigen Belastungen durch Verlegungen (Krankentransporte) • Vermeidung von Doppel- und Mehrfachuntersuchungen • Vermeidbare Arztbesuche (Home-Care-Systeme) • Wohnortnahe Versorgung bei höchster Fachkompetenz • Compliance-Erhöhung • Steigerung der Lebensqualität • Besserer Informationszugang • Patient Empowerment
Kostenträger/ Gesellschaft	• Einsparungen durch die Vermeidung von Behandlungsfehlern, Fehldiagnosen • Kosteneinsparungen durch kürzere Liegezeiten • Kosteneinsparungen durch Vermeidung von unnötigen Überweisungen und (Notfall-)Krankentransporten • Kostenreduzierung in der Maximalversorgung, da die Notwendigkeit vorher abgeklärt werden kann, gezielte (Notfall-)Verlegungen • Vermeidung von Doppel- und Wiederholungsuntersuchungen • Reduzierung der Aufwendungen für Versorgungsleistungen • Rationalisierungspotenziale durch elektronische Datenübermittlung

Abbildung 10: Potenziale der Telemedizin (Vgl. Nagel 2009 S. 21)

Neben den Vorteilen der Telemedizin gibt es zwangsläufig auch einige Nachteile, die sich jedoch zahlenmäßig deutlich in der Unterzahl befinden und die Vorteile nicht überwiegen können. Demnach ergeben sich aus der Telemedizin vielmehr einige Problemen bzw. Herausforderungen, die es zu überwinden gilt. Zu ihnen zählt zur aller erst die fehlende rechtliche Basis der Telemedizin. Wie erwähnt ist bisher lediglich die Teleradiologie in der RöV rechtlich verankert und darüber hinaus finden telemedizinische Anwendungen kaum Einfluss in Normen, Standards und Gesetzte, die einheitlich gelten.[80] Dadurch kommt es zu den sogenannten und sehr häufig bemängelten Insellösungen. Das bedeutet es entstehen getrennte Einzellösungen, die jeweils in bestimmten geographischen Gebieten umgesetzt werden. Es wird unterschiedliche Technik eingesetzt, was zu Kompatibilitätsschwierigkeiten und so zu Kommunikationsschwierigkeiten führt. Diese zu beseitigen verursacht gewaltige Kosten und macht die Vorteile der angewendeten telemedizinischen Lösungen teilweise zu Nichte. Des Weiteren ist zwar die technische Kommunikationsinfrastruktur in Deutschland in der Regel exzellent ausgebaut, aber im internationalen Vergleich immer noch zu teuer und die Art der Nutzung der Datentechnik, besonders in Krankenhäuser, ist mehr als fragwürdig, da sie sich größtenteils nur auf administrative und abrechnungsbezogene Transaktionen bezieht. Telemedizin fehlt es demnach schlichtweg noch an der gezielten Umsetzung, was ob der vorhandenen Akzeptanz bei Ärzten und Patienten mehr als unglücklich ist.[81]

Das größte Problem der Telemedizin in Deutschland ist jedoch die Datensicherheit. Hochsensible (Patienten-) Daten werden über Netze geschickt, die nicht zwangsläufig sicher sind und damit ein gewaltiges Datenschutzproblem auf den Plan rufen. Die Beweiskraft dieser elektronischen Dokumente bei Streitfällen ist häufig fraglich, was das Zögern und die Hemmnisse bei den Anwendern erklären könnte. Zwar gibt es schon zahlreiche Lösungsansätze, wie z.B. Verschlüsselungsverfahren, Zugriffskennnummern, Identitätsabfragen, Codekarten und Geheimzahl wie bei der EC- Karte, aber diese gewähren lediglich einen Zeitaufschub und müssen daher ständig aktualisiert werden, was wiederum Kosten entstehen lässt.[82] Eine gesicherte Telematikinfrastruktur, wie sie voraussichtlich ab Herbst 2017 erstmals zur Anwendung kommt,[83] ist daher der einzig logische und auch notwendige Weg zur Überwindung dieses Problems und zur Auslöschung der Bedenken. Die Telematikinfrastruktur soll dabei alle Akteure des Gesundheitswesens im Bereich der Gesetzlichen Krankenversicherung vernetzen und erstmalig den sektoren- und systemübergreifenden sowie sicheren Austausch von Informationen gewährleisten. Sie soll ein geschlossenes Netz bieten, zu dem nur re-

---

[80] Vgl. Kapitel 3.4
[81] Vgl. Grönemeyer 2000 S. 213 ff.
[82] Vgl. Dierks 2001 S. 1 ff.
[83] Vgl. arzteblatt.de 2017

gistrierte Nutzer mit einem elektronischen Ausweis Zugang erhalten.[84] Diese Lösung könnte eine der großen Sorgen der Telemedizin, nämlich die gefährdete Wahrung des Arztgeheimnisses und das intime Arzt-Patienten Verhältnis obsolet werden lassen, wobei der Mensch bei der Anwendung von Informations- und Kommunikationstechnologien voraussichtlich immer Bedenken und Sorgen haben wird, die selbst mit den sichersten und vermeintlich besten Lösungen nicht zu überwinden sein werden und demnach immerzu als Problem gelten.[85] Zu guter Letzt darf auch nicht die ungeklärte Abrechnung von telemedizinischen Leistungen durch die Krankenkassen vergessen werden, die besonders bei den Leistungserbringern für große Barrieren bei der Anwendung telemedizinischer Lösungen und Anwendungen sorgt und die Telemedizin schon seit vielen Jahren in der Entwicklung bremst und behindert. Allgemein ist die Frage nach den Kosten ein noch sehr weit verbreitetes Problem bzw. Hindernis beim Einsatz von telemedizinischen Lösungen und Anwendungen, da sie eine wesentliche Rolle für Investitionsentscheidungen und damit den Einsatz der Telemedizin spielen. Sie dürfen daher nicht losgelöst von den Vor- und Nachteilen betrachtet werden und können in drei Bereiche gegliedert werden. Erstens fallen Kosten für die nötigen technologischen Standards an, welche da Kommunikationsnetzwerke, die Hard- und Software, Betreibungskosten (Verbindungsgebühren, Wartung, Reparatur, usw.) und Mitarbeiterschulungen wären. Hierbei variieren die Höhe und der Anteil nicht nur entsprechend der jeweiligen Anwendungsszenarien und des Ausgangszustandes des jeweiligen Anwenders sondern auch im Hinblick auf die vermuteten (Preis-) Entwicklungen. Im zweiten Schritt kommen Implementierungskosten, bei denen es darum geht, dass die bisherigen Arbeitsabläufe nun in telemedizinische Anwendungen umgewandelt werden, zum Tragen. Zuletzt fallen immer Entwicklungs- und Einführungskosten an, da es weder in technologischer noch in anwendungsspezifischer Hinsicht eine Routine in der Telemedizin gibt und somit meist eine für den Anwender persönlich zugeschnittene Lösung entwickelt werden muss.[86]

Demnach sind wie beschrieben auch einige Probleme, Sorgen und zwangsläufig auch Kosten mit der Telemedizin verbunden, die ihre zahlreichen Vorteile jedoch

---

84 Vgl. Gesellschaft für Telematikanwendungen der Gesundheitskarte mbH (gematik) 2017
85 Vgl. Häcker 2008 S. 84 ff.
86 Vgl. Wienke/Sailer 2016 S. 253 ff.

in keiner Weise verringern oder entkräften. Vielmehr sollten und müssen diese Probleme als Herausforderungen betrachtet werden, die es zur Erreichung und Umsetzung der Chancen, Ziele und Vorteile aus dem Weg zu räumen gilt, damit die Telemedizin erfolgreich und effektiv eingesetzt und angewandt werden kann.

4.2 Die Anwendungsbereiche und beteiligten Parteien der Telemedizin

Während die verschiedenen Anwendungsbereiche der Telemedizin in Abbildung 9 bereits kurz angedeutet wurden, soll im Folgenden nicht mehr ausführlich auf eben diese eingegangen werden, da sie im Rahmen dieser Arbeit lediglich zur Veranschaulichung der weitreichenden Bedeutung der Telemedizin dienen und nicht zum Verständnis eben dieser. Vielmehr ist es hier wichtig festzustellen, dass sich die bestehenden telemedizinischen Anwendungen in Zukunft weiterentwickeln werden. In den kommenden Jahren werden im weiteren Verlauf des technischen Fortschritts und der gegenwärtig gesammelten Erfahrungen mit dem Einsatz telemedizinischer Konzepte zwangsläufig neue Funktionsbereiche, Indikationen und Anwendungsfelder hinzukommen und die in Abbildung 9 aufgezählten Bereiche sukzessive erweitern.[87]

An dieser Stelle sollen die Anwendungsfelder der Telemedizin daher in drei Bereiche eingeteilt werden, die zwar Einfluss auf die in Abbildung 9 angeführten Punkte haben diese aber nicht direkt tangieren. Es handelt sich hierbei um die Anwendungsfelder der Telediagnostik, der Homecare und der (hoch)spezialisierten Anwendungen. Während bei der Telediagnostik komplexe diagnostische Daten zwischen professionellen Anwendern meist im klinischen Umfeld ausgetauscht werden, bezieht sich der Bereich der Homecare auf die Übermittlung von einfach erfassbaren diagnostischen Parametern aus dem alltäglichen Umfeld des Patienten an einen Arzt beziehungsweise an einen Experten. Hoch spezialisierte Anwendungen sind durch ein sehr begrenztes telemedizinisches Einsatzfeld und einen hohen technischen Aufwand gekennzeichnet, wie dies beispielsweise in der Luft- und Raumfahrt oder der Hochseeschifffahrt der Fall ist. Innerhalb dieses Kategoriensystems sind die telemedizinischen Verfahren von unterschiedlichen prozessualen und informations- und kommunikationstechnologischen Konstellationen geprägt und eröffnen wiederum mehrere Berei-

---

[87] Vgl. Pelleter 2013 S. 40 f

che. Diese werden im Folgenden stichpunktartig vorgestellt und auf die Beteiligten Parteien im Speziellen im weiteren Verlauf genauer eingegangen.[88]

- **Einsatzort:** Einsatz am Patienten zu Hause (home-based) / Einsatz am Patienten im Krankenhaus in der Arztpraxis (office- / hospital-based)

- **Beteiligte:** Datenübermittlung zwischen Arzt und Patient (doc2patient) / Übertragung von Patientendaten zwischen Ärzten (doc2doc)

- **Ablauf:** Sender und Empfänger treten zeitgleich und unmittelbar miteinander in Verbindung (synchron) / Medizinische Daten werden zeitlich getrennt gesendet und erfasst und später beantwortet und ausgewertet (asynchron)

- **Richtung:** Rückmeldung findet außerhalb des telemedizinischen Verfahrens statt (unidirektional)/Rückmeldung ist Bestandteil des telemedizinischen Verfahrens (bidirektional)

- **Mobilität:** Kommunikationspartner befindet sich an einem fixen Ort (stationär) / Partner befinden sich in einem begrenzten Bereich (Nahbereich) / Partner bewegen sich völlig frei (mobil)

- **Modalitäten:** Austausch von medizinischen Datensätzen/Austausch von Audio- und Videodaten

Im Rahmen dieser Arbeit und an dieser Stelle im Speziellen wird wie zuvor angemerkt der Fokus auf die an der Telemedizin beteiligten Parteien gelegt, um die Systematik telemedizinischer Konzepte und Anwendungen besser einordnen und nachvollziehen zu können. Es wird demnach der zweite Punkt der Aufzählung aufgegriffen und auf die Übertragung von Patientendaten zwischen Ärzten (Doc2Doc) bzw. die Datenübermittlung zwischen Arzt und Patient (Doc2Patient) eingegangen. Befinden sich also sowohl auf der Sender- als auch auf der Empfängerseite medizinische Leistungserbringer (Ärzte) wird von doctor-to-doctor oder auch kurz doc2doc Konzepten gesprochen. Diese Ausartung der Telemedizin dient vor allem dazu, die Zusammenarbeit zwischen medizinischen Leistungserbringern zu verbessern oder zu erleichtern. Hierbei sind Konzepte innerhalb einer Einrichtung ebenso denkbar wie einrichtungsübergreifende Lösungen. In den meisten Fällen erstrecken sich die doc2doc Konzepte über Fachbereichsgrenzen hinweg, wobei aber selbstverständlich auch Leistungserbringer derselben Fach-

---

[88] Vgl. Nagel / Dittmar / Wohlgemuth 2009 S. 18

richtung in diesem Rahmen zusammenarbeiten, um beispielsweise Zweit- oder Expertenmeinungen zu medizinischen Fragestellungen einzuholen. Die doc2doc Ansätze finden sich meist in einem Umfeld, in dem mit asymmetrisch verteiltem Wissen, Ressourcen oder Erfahrungen zu arbeiten ist und die eine Seite demnach als Wissensgeber und die andere Seite als Empfänger bzw. Auszuführender agiert. Neben den bereits erwähnten Bereichen der Telekonsultation und Teleradiologie eignet sich dieses Konzept besonders gut im Hinblick auf die Aus-, Fort- und Weiterbildung von medizinischem Fachpersonal.[89] Neben dem doc2doc Konzept findet parallel das bereits angesprochene doc2patient Konzept Anwendung. Hierbei liegt allein schon aufgrund der Namensgebung eine deutlich stärkere Patientenorientierung vor.[90] Die in Abbildung 9 angeführten Bereiche des Telemonitorings, der Telediagnostik oder der Teletherapie greifen auf diesen Ansatz zurück bzw. haben ihn als Grundlage. Dabei werden entweder direkt primäre Behandlungsprozesse eingeleitet und vorgenommen oder es erfolgt eine indirekte Unterstützung des Patienten im Rahmen seiner Krankheit oder seiner Anliegen. Die abschließende Abbildung 11 veranschaulicht die verschiedenen Dimensionen der Anwendung von Telemedizin sehr treffend und fasst das soeben Betrachtete zusammen.

---

[89] Vgl. Henschke 2016 S. 20 ff.
[90] Vgl. Pelleter 2012 S. 71 ff.

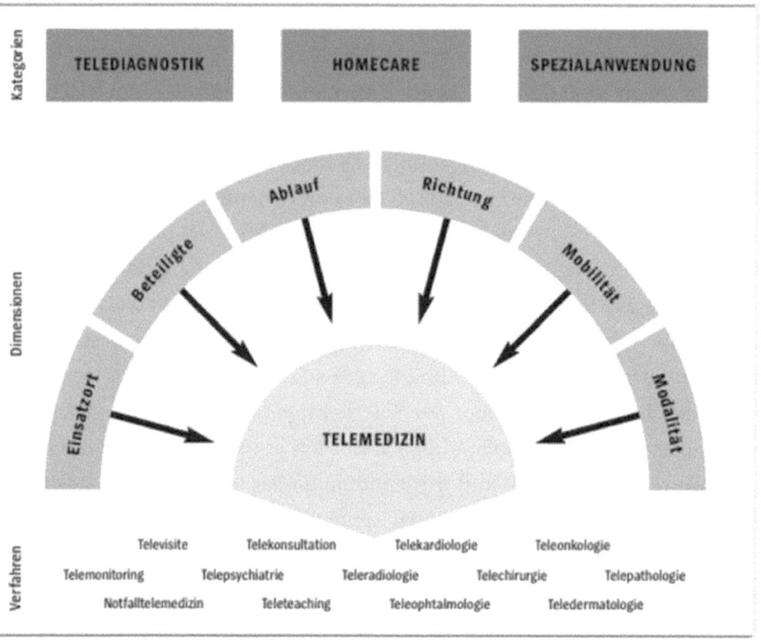

Abbildung 11: Die unterschiedlichen Ebenen telemedizinischer Anwendungsbereiche (Vgl. Nagel 2009 S. 19)

Neben den Anwendungsbereichen der Telemedizin und ihren unterschiedlichen Dimensionen bleibt selbstverständlich immer wieder die Frage nach der Machbarkeit offen, weshalb im Folgenden auf die Anforderungen an die Telemedizin eingegangen werden soll.

4.3 Die Anforderungen an die Telemedizin

Telemedizin soll wie bereits beschrieben unter ökonomisch effizienten Bedingungen eine ortsunabhängige, qualitativ verbesserte Gesundheitsversorgung möglichmachen und den aktuellen und künftigen Herausforderungen des Gesundheitswesens mit den bestmöglichen Lösungen begegnen.[91] Dies erfordert natürlich gewisse Voraussetzungen die im Folgenden unter rechtlichen, technischen und wirtschaftlichen Aspekten analysiert und vorgestellt werden. Jeder dieser drei Bereiche (Recht, Technik, Wirtschaft) stellt eigene Anforderungen an die Te-

---

[91]   Vgl. Kapitel 2

50

lemedizin, die für eine erfolgreiche Implementierung, Umsetzung und Anwendung erfüllt sein müssen.

4.3.1 Recht

Die rechtlichen Aspekte der Telemedizin sind vielfältig. Es müssen Anforderungen aus den Bereichen Datenschutz, Berufsrecht und Schadensersatzrecht beachtet werden. Im Rahmen von telemedizinischen Anwendungen werden personenbezogene Patientendaten verarbeitet. Für diese Bearbeitung gelten grundsätzlich die allgemeinen rechtlichen Rahmenbedingungen, die auch außerhalb von telemedizinischen Anwendungen für die Bearbeitung personenbezogener Patientendaten Gültigkeit haben. Die Basis für die Verarbeitung personenbezogener Patientendaten ist der Behandlungsvertrag, in dessen Rahmen die für die Durchführung der Behandlung erforderlichen Daten verarbeitet werden dürfen. Es dürfen keine zusätzlichen Daten für Forschungsvorhaben oder andere wissenschaftliche Zwecke erhoben werden. Die Weitergabe und Übermittlung von Daten ist nur mit der Einwilligung des Patienten möglich. Insoweit gilt die ärztliche Schweigepflicht auch zwischen Ärzten.[92] Werden Daten über offene Netze, beispielsweise über das Internet übermittelt, so muss dies in verschlüsselter Form erfolgen. In der Regel wird dazu ein so genanntes „Virtual Private Network" (VPN) eingesetzt. Außerdem ist sicherzustellen, dass eine Authentizität der Daten gewährleistet ist. Der Urheber von patientenbezogenen Daten bzw. der Verantwortliche muss eindeutig feststellbar sein, was insbesondere vor dem Hintergrund eventueller Schadenersatzansprüche unabdingbar ist.[93] Bei der Anwendung von Telemedizin sind im Speziellen auch haftungsrechtliche Aspekte zu bedenken. Wenn z.B. im Rahmen eines Telekonsils die Zweitmeinung eines entfernten Spezialisten eingeholt wird, stellt sich schnell die Frage nach der Haftung des Arztes. Nach den zivilrechtlichen Vorschriften wird der Konsiliararzt für eigenes Verschulden haften. Falsche Diagnosen, Auskünfte, Anweisungen oder das Übersehen offensichtlicher Fehler des behandelnden Arztes lösen eine Haftung aus. Daher empfiehlt es sich, mit den Konsiliarärzten vertragliche Vereinbarungen zu treffen, die im Einzelnen genau die Pflichten des Konsiliararztes beschreiben. Zudem stellt sich die Frage nach der Haftung für fehlerhafte oder unvollständige Datenübermittlung. Werden etwa beim Telekonsil vom räumlich entfernten Arzt die richtigen Anweisungen gege-

---

[92]   Vgl. Feil 2011
[93]   Vgl. Ploier 2015 S. 89 ff.

ben, diese aber aufgrund eines Netzfehlers falsch übermittelt und entsteht hierdurch ein Personenschaden, so sehen sich evtl. auch die Telekommunikationsunternehmen mit völlig neuen Haftungsszenarien und -dimensionen konfrontiert. Dies führt mittelfristig aber auch zu einer komplexeren Anforderung an mögliche Haftungsausschlüsse oder -begrenzungen in den Verträgen zwischen Krankenhaus und Telekommunikationsanbieter.[94] Zuletzt muss noch das im Zusammenhang mit der Telemedizin häufig ins Feld geführte Fernbehandlungsverbot beachtet werden, dass gemäß § 7 Absatz 3 der Musterberufsordnung für Ärzte (MBO-Ä) folgendes besagt: *„Ärztinnen und Ärzte dürfen individuelle ärztliche Behandlungen, insbesondere auch Beratung, weder ausschließlich brieflich noch in Zeitungen oder Zeitschriften noch ausschließlich über Kommunikationsmedien oder Computerkommunikationsnetze durchführen.“* Unter einer Fernbehandlung gemäß dieser Norm versteht man die Konstellation, in der der Kranke dem behandelnden Arzt, der die Erkrankung diagnostizieren und bzw. oder therapieren soll, über eine größere räumliche Entfernung hinweg Angaben zu einer Krankheit übermittelt und dieser ohne stattgehabten persönlichen Kontakt mit dem Patienten nur auf Grundlage der übermittelten Aussagen und Unterlagen eine Diagnose stellt bzw. einen Therapievorschlag äußert.[95] Grundsätzlich ist es unbestritten, dass die ausschließliche Fernbehandlung bzw. Ferndiagnose aufgrund der damit verbundenen Risiken für den Patienten unzulässig ist und unter gewissen Umständen den Haftungstatbestand eines groben Behandlungsfehlers erfüllen kann. Zugleich fällt der Großteil der gegenwärtig praktizierten Telemedizinkonzepte aufgrund des lediglich unterstützenden und keinesfalls therapieersetzenden Charakters zumeist überhaupt nicht unter diese Regelungen.[96] Um die telemedizinischen Anwendungen juristisch abzusichern, müssen also die vielfältigsten Gefahren frühzeitig erkannt und rechtliche Risiken so weit wie möglich minimiert werden und die vorhandenen Gesetzte, Normen und Richtlinien der Telemedizin nutzend ausgelegt und interpretiert werden. Die Möglichkeiten dafür sind gegeben und es hängt teilweise auch vom jeweiligen Arzt ab, inwieweit er dies in Kauf nehmen möchte bzw. inwieweit er sich mit diesen Fragen auseinandersetzen kann und will.

---

[94] Vgl. Mauermayer 2016 S. 4 ff.

[95] Vgl. Krüger-Brand 2016

[96] Vgl. Pelleter 2013 S. 61 f

4.3.2 Technik

Telemedizin beinhaltet die Anwendung von Informations- und Kommunikations-technologien und stellt damit die Anforderung nach Interoperabilität zwischen den Kommunikationspartnern. Hierfür müssen die technischen Standards kompatibel mit den internen Klinik-Informationssystemen sein. Leider existieren heute noch keine derartigen Standards, sodass die Schnittstellen teilweise nicht kompatibel sind und deshalb nicht miteinander kommunizieren können, was jedoch mit Einführung der bereits erwähnten einheitlichen Telematikinfrastruktur geschehen soll. Zusätzlich sollte es möglich sein, alle vorhandenen Patientendaten in eine konsistente und jederzeit verfügbare Datenstruktur zu integrieren. Dafür gibt es zwei maßgebliche Gründe. Zum einen kann dadurch die Behandlungsqualität verbessert werden und zum anderen wird es Leistungsträgern ermöglicht, den Datenbestand zu analysieren, um ihre Angebote beispielsweise leistungsgerechter zu strukturieren.[97] Doch die technische Voraussetzung für eine solche Datenintegration und für die anschließende Datenanalyse ist das Vorhandensein eines Datawarehouse-Konzepts. Das Konzept eines Datawarehouse für die Analyse von 80 Millionen Patientendaten unterliegt aber der rechtlichen Problematik des Datenschutzes, sodass das Gesundheitssystem hier noch weit von einer ausgereiften Lösung entfernt ist. Ein weiteres Problem ist die Datenmenge, da in der Teleradiologie beispielsweise große Datenmengen radiologischer und diagnostischer Bilder einen hohen Bedarf an Kapazität erfordern. In der Mammadiagnostik können die Datenmengen bis zu mehrere hundert MB pro Fall erreichen. Auch die verbesserte Auflösung in MRT und Angiografie steigern die Anforderungen. Deshalb wird Teleradiologie per ISDN häufig durch eine vorausgehende Übertragung der Bildinformation mit anschließender interaktiver Kommunikation über den beidseits lokal vorhandenen Datensatz verwirklicht. Außerdem muss für eine sichere Diagnostik die Datenqualität stets gewährleistet sein. Probleme durch die Gewinnung der Daten, ihre Weiterleitung oder die Kompression von Daten darf die Qualität auf keinem Fall gefährden. Telemedizinische Verfahren sollten daher klinisch validiert sein. Die Anwendung der Telemedizin darf den üblichen Praxisablauf, z.B. durch die Verlangsamung der Praxis-EDV während der telemedizinischen Anwendungen, nicht stören. Daher ist an die Praxis-EDV im Hinblick auf die Speicherkapazität im Arbeitsspeicher und der Taktfrequenz der Rechnerprozes-

---

[97] Vgl. Kassenärztliche Vereinigung (KV) Nordrhein 2017 S. 5 ff.

soren höhere Anforderungen zu stellen, als dies die heute in den Praxen üblicherweise genutzten Rechner bieten.[98] Aufgrund der äußerst einschränkenden Regelungen für die Vermittlung von Patientendaten ist die Gewährleistung von Datenschutz auch eine technische Herausforderung für die Telemedizin. Personenbezogene Daten dürfen in der Regel nur anonymisiert oder pseudonymisiert ausgetauscht werden. Technische Lösungen hierzu sind spezielle Verschlüsslungen des Datenstroms, die aber eine entsprechende Ausstattung bei Sender und Empfänger voraussetzen. Daher müssen einheitliche telemedizinische Informations- und Kommunikationsstrukturen entwickelt werden, mit deren Unterstützung alle kooperierenden Kliniken, Praxen und Patienten miteinander kommunizieren können. Die Telematikinfrastruktur liefert hier Lösungen und setzt einen sogenannten Konnektor ein.[99]

4.3.3 Wirtschaft

Die telemedizinischen Leistungen müssen adäquat abrechenbar sein, damit sie in der allgemein-medizinischen Praxis zur Anwendung kommen können. Der niedergelassene allgemein-medizinisch tätige Arzt wird kaum in eine Technologie durch Anschaffung bzw. Umrüstung der Praxis-EDV investieren, wenn nicht gleichzeitig die honorarrechtlichen Fragen geklärt sind. Die Telemedizin verursacht Fixkosten (Geräteanschaffung) und Betriebskosten (Verbindungskosten, Personalkosten). Tatsächlich existieren heute aber erst wenige Gebührenziffern für telemedizinische Behandlungen, sodass die Liquidation entsprechend erbrachter Leistungen derzeit nur spärlich möglich ist.[100] Eine der Hauptursachen hierfür besteht darin, dass volks- und betriebswirtschaftliche Effekte der Telemedizin noch nicht ausreichend durch kontrollierte Studien untersucht sind. Die Abrechnung von telemedizinisch erbrachten Leistungen ist sowohl gegenüber den Kostenträgern als auch zwischen den Kooperationspartnern nach wie vor ein offenes und viel beklagtes Problem.[101] Viele telemedizinische Projekte sind aus der geförderten Pilotphase deshalb nicht herausgekommen, weil keine Regelung für die Abrechnung der telemedizinischen Leistungen gefunden wurde.[102] Diese un-

---

[98] Vgl. Gnann 2001 S. 60 ff.

[99] Vgl. Gesellschaft für Telematikanwendungen der Gesundheitskarte mbH (gematik) 2017

[100] Vgl. Gerlof 2017

[101] Vgl. Gerlof 2015

[102] Vgl. Landesvertretung der Techniker Krankenkasse (TK) Bayern 2014 S. 2 f

gelöste Problematik bremst die weitere Entwicklung von innovativen telemedizinischen Produkten und Dienstleistungen und stellt derzeitig das Nadelöhr in der Entwicklung der Telemedizin dar.[103]

---

[103] Vgl. Dierks 2001 S. 17 ff.

5 Geschichte, Entwicklung und Stand der Telemedizin

Nach der Betrachtung der beteiligten Personen, der Vor- und Nachteile, der Anforderungen an die Telemedizin und der Gründe, warum die Telemedizin zu einem substanziellen Bestandteil der Gesundheitsversorgung im 21. Jahrhundert wird, soll an dieser Stelle aufgezeigt und analysiert werden wie sich die Telemedizin seit ihren Anfängen entwickelt hat und wo sie international aber besonders in Deutschland im Jahr 2016 steht. Hierbei wird chronologisch vorgegangen und zunächst auf die Anfänge zurückgeblickt, um dann sukzessive zum Telemedizin-Markt in Deutschland im Jahr 2016 zu kommen und einzugehen. Die Anfänge und die Entwicklung werden dabei nur grob beschrieben und skizziert, da der Fokus dieser Arbeit auf den aktuellen Errungenschaften der Telemedizin in Deutschland liegen soll und diese ausführlicher darstellen wird. Ebenso verhält es sich mit dem Blick auf internationale Telemedizinbemühungen und -entwicklungen, die nur kurz angerissen werden und von denen die wichtigsten herausgehoben und kurz vorgestellt werden.

5.1 Die Anfänge und der Werdegang der Telemedizin

Setzt man sich mit der Telemedizin im aktuellen Entwicklungsprozess des Gesundheitswesens auseinander und studiert die einschlägigen Fachzeitschriften, Studien und Entwicklungen, denkt man schnell an eine innovative Erfindung der heutigen Zeit. Jedoch kann dieser Bereich auf eine lange Geschichte zurückblicken, die mit der Erfindung des Telefons Ende des 19. Jahrhunderts beginnt. Als vielleicht erster Einsatz einer telemedizinischen Anwendung wird heute noch die bereits im Jahr 1906 vom Niederländer Willem Einthoven durchgeführte transtelefonische EKG-Übertragung gesehen, die zu dem Zeitpunkt den ersten Meilenstein in der Geschichte der Telemedizin darstellte und an dieser Stelle als Einstiegspunkt dienen soll.[104] Für ungefähr 50 Jahre blieb das Telefon danach die Hauptstütze in der Gesundheitsversorgung und die dominierende, weil einzige telemedizinisch anwendbare Lösung.[105] Eine nächste weitreichende und sehr bedeutende Entwicklung Ende des 19. Jahrhunderts war die Kommunikation über Radio. Diese fand anfänglich durch Morsecodes statt, später dann durch Stimme. Die Bedeutung des Radios wurde auch unter Seefahrern schnell erkannt und das

---

[104] Vgl. Pelleter 2013 S. 41
[105] Vgl. Craig/Petterson 2005 S. 4 ff.

Radio zur medizinischen Beratung eingesetzt. 1920 wurde das „Seaman's Church Institute" in New York, eine der ersten Organisationen, die medizinische Beratung über das Radio für Seeleute angeboten haben, gegründet. Ein weiterer wichtiger Meilenstein in der Entwicklung der Telemedizin war die Einführung des Fernsehens. Videoüberwachung und Video-Kommunikation folgten in den späten 1950ern und wurden als erstes von medizinischem Personal in klinischen Situationen eingesetzt. Dem Kanadier Jutras gelang es im Jahr 1959 zwei Krankenhäuser in Montreal durch ein kabelgestütztes TV-System miteinander zu verbinden. Durch dieses System konnten Röntgenbilder über eine Entfernung von bis zu fünf Meilen übertragen werden.[106] Zu dieser Zeit ist auch der Begriff „Teleradiologie" entstanden.[107] Bereits 1964 wurde z.B. die erste interaktive Videoverbindung zwischen dem „Nebraska Psychiatric Institute" in Omaha und dem ca. 180 Kilometer entfernten „State Mental Hospital" in Norfolk eingerichtet. Dieses System erlaubte wechselseitige Konsultationen zwischen Spezialisten und Allgemeinmedizinern und erleichterte die Aus- und Fortbildung zwischen den Standorten. Die „National Aeronautics and Space Administration" (NASA) nutzte Mitte der 1960er medizinische Telemetrie-Programme zur Überwachung der Vitalparameter ihrer Astronauten im Weltall. Das erste vollständige System wurde 1967 installiert. Es hat Ärzte aus dem „Massachusetts General Hospital" und Patienten der „Logan International Airport Medical Station" miteinander verbunden. Durch dieses telemedizinische System war es erstmals möglich, eine 24-Stunden Gesundheitsversorgung für Passagiere und Flughafenpersonal, betreut durch Pflegepersonal, anzubieten. Besonders in den USA wurden Ende der 1960er bis Anfang der 1970er Gelder von der Regierung für telemedizinische Projekte zur Verfügung gestellt. Die meisten Projekte wurden in ländlichen Gegenden durchgeführt, dort wo die medizinische Versorgung schwierig war. Trotz der hohen Anzahl an Projekten blieben die erhofften endgültigen Rückschlüsse aus. Eher wurde die eine oder andere Fragen beantwortet. Andere Ergebnisse erforderten jedoch noch mehr Forschungsarbeit, um Antworten zu finden. Durch die Projekte aber konnten Wissenschaftler z.B. beweisen, dass das Stellen von Ferndiagnosen durch den Einsatz von interaktiver Telekommunikation durchaus möglich war. Außerdem bewiesen die Forschungsergebnisse, dass Röntgenbilder, medizinische Aufnahmen und Labordaten erfolgreich übermittelt werden konnten. Die technologische

---

[106] Vgl. Gaab/Müller/Burchert 1999 S. 1 ff
[107] Vgl. Abb. 5

Basis für Telemedizin war geschaffen.[108] In den 1970er Jahren wurde erstmals der Begriff „Telemedizin" beschrieben.[109] Er fasste Informations- und Kommunikationstechnologien in medizinischen Behandlungssituationen zusammen. Es folgten weitere telemedizinische Entwicklungen auf verschiedenen Gebieten, wie z.B. in der Kardiologie, Pathologie, Chirurgie oder auch Dermatologie. Die passenden Begriffe wie Telekardiologie, Telechirurgie, Telepathologie, etc. entstanden in dieser Zeit parallel.[110] In Deutschland gehört der Einsatz von Hausnotrufsystemen für alleinstehende Senioren im Jahr 1973, welches vom „St. Willehad Hospital" in Wilhelmshaven organisiert wurde, zu einer der ersten telemedizinischen Anwendungen. Das Modell scheiterte anfänglich und 1979 ging dann das erste einsatzfähige Hausnotrufsystem an den Start.[111] In den 80er Jahren wurde die Telemedizin durch eine weitere Entwicklung bereichert. Die ersten digitalen Videokonferenzsysteme kamen auf den Markt. 1986 z.B. starteten die Mayo Kliniken in den USA ein Programm, welches es Ärzten ermöglichte trotz weit entfernter Campi, untereinander über Satelliten zu kommunizieren. Die verfügbaren technischen Möglichkeiten wurden schon damals besonders für das Management von Notfallpatienten im Klinikalltag genutzt.[112]

Die zweite Generation der Telemedizin wurde in den 1990er Jahren geboren und Mitte der 90er mit dem Begriff der Telematik im Gesundheitswesen fortgeschrieben.[113] Darüber hinaus kam es in der Telemedizin zu dieser Zeit zu einem allgemeinen Aufschwung aufgrund der neuen und sich rasant weiterentwickelnden Informations- und Kommunikationstechnologien.[114] Zu den wichtigsten Entwicklungen dieser Zeit zählen z.B. neue Verfahren zur Digitalisierung, die Einführung kostengünstiger Computersysteme oder auch Entwicklungen in der Mikroelektronik. Damit waren ab dieser Zeit auch telemedizinische Aktivitäten in Echtzeit, wie z.B. Videokonferenzen möglich. Das World Wide Web, das durch Berners-Lee Ende der 90er Jahre eingeführt wurde, machte es fortan möglich, auf verschiedenen Computern gespeicherte Daten miteinander zu verknüpfen. UMTS, Infrarot,

---

[108] Vgl. Zundel 1996 S. 71 ff.

[109] Vgl. Abb. 5

[110] Vgl. Kapitel 3

[111] Vgl. Paulus 2015 S. 12

[112] Vgl. Ferrer-Roca/Sosa-Iudicissa 2002 S. 2

[113] Vgl. Abb. 5

[114] Vgl. Häcker 2008 S. 7 ff.

Bluetooth, die Kommunikation über Satelliten, aber auch die ständigen Entwicklungen der Geräte in der Mobilfunkkommunikation ermöglichen ein ständiges Fortschreiten in der Branche.[115]

Ende der 90er wurde infolge der New Economy der Begriff e-Health geboren. Dieser Begriff überträgt die Idee des eCommerce als elektronischer Marktplatz für Gesundheitsleistungen auf das Gesundheitswesen. Der Begriff e-Health gilt seitdem als Überbegriff für alle Anwendungen elektronischer Medien, die auf die medizinische Versorgung und andere Gesundheitsdienstleistungen abzielen.[116] Im Jahr 2000 kam das „Herz Handy" von der Firma Vitaphone, die auch als Softwareanbieter des in dieser Arbeit betrachteten Projekts „TeleArzt" fungiert, auf den Markt und sorgte für die erste telemedizinische Anwendung auf den zu diesem Zeitpunkt neuartigen Mobiltelefonen. Dieses Mobiltelefon war das erste dieser Art und kombinierte die Funktionalität eines marktüblichen Mobiltelefons und die Zuverlässigkeit eines technologisch ausgereiften Diagnoseinstruments.[117] 2006 wurde schließlich zum ersten Mal die Elektronische Gesundheitskarte (eGK) in acht Testregionen in Deutschland erprobt und ab 2007 kontinuierlich mit ersten Anwendungen eingeführt. Bis heute wird sie jedoch noch nicht komplett fehlerfrei eingesetzt und hat laut dem Bund der Steuerzahler bis Ende 2017 bereits 2,2 Milliarden Euro verschlungen.[118] Daran wird deutlich, dass sich die Telemedizin gerade in den letzten zehn Jahren extrem weiterentwickelt hat und aus dem modernen Gesundheitswesen nicht mehr wegzudenken ist. Technologisch sind keine Grenzen mehr gesetzt und der Markt hält ein weites Spektrum an Anwendungen bereit. Diese Anwendungen unterliegen jedoch so großen Herausforderungen und Umsetzungsproblemen, dass einer zufriedenstellenden und über alle Bereiche hinweg erfolgreichen Umsetzung der Telemedizin noch einiges im Wege steht. Die eGK soll an dieser Stelle nur als ein Beispiel dienen und im Laufe dieses Kapitels, wenn der Fokus auf dem aktuellen Stand der Telemedizin in Deutschland liegt, um einige weitere ergänzt werden. Zuvor erfolgt jedoch erst ein kurzer

---

[115] Vgl. Ferrer-Roca/Sosa-Iudicissa 2002 S. 2
[116] Vgl. Kapitel 3.1
[117] Vgl. Reckter 2000
[118] Vgl. Der Freie Zahnarzt 2017 S. 7

Blick auf die internationalen Entwicklungen und Errungenschaften der Telemedizin, von denen einige die deutsche Entwicklung maßgeblich beeinflusst haben.[119]

5.2 Die Telemedizin im weltweiten Fokus

Zunächst im europäischen Umland umschauend wird deutlich, dass Deutschland nicht nur im Vergleich zu den großen Playern in der Telemedizin wie Israel oder den USA zurückliegt, sondern auch gegenüber seinen Nachbarländern noch einiges an Aufholbedarf hat.[120] In Ländern wie Großbritannien oder der Schweiz beispielsweise ist das Phänomen Telemedizin schon länger bekannt und erfolgreich im Einsatz und kostentechnisch in Gesetzen und Normen verankert. Telemedizinische Beratungen gehören in diesen Ländern demnach schon fast zum Alltag. Das englische Online-Portal 121doc hat sich beispielsweise auf Patienten mit unangenehmen Beschwerden wie Erektionsstörungen spezialisiert und britische Ärzte dürfen ihre Patienten außerdem bei rund 35 verschiedenen Krankheitsbildern virtuell beraten und auch konkrete Therapieempfehlungen geben, was in Deutschland ob des bereits thematisierten Fernbehandlungsverbots noch mehr als schwierig ist. Sogar Rezepte können in Großbritannien und der Schweiz bei Bedarf bereits via telemedizinische Konsultationen ausgestellt werden. Diese Leistungen sind darüber hinaus in Großbritannien allesamt vom Gesetz gedeckt und in die jeweiligen Abrechnungs- und Leistungskataloge integriert. Zudem genießt die Telemedizin in Großbritannien große Anerkennung und hat erst 2010 zuletzt Mittel in Höhe von knapp 36 Millionen Euro für neue Projekte und Förderungen dieser von der Regierung und Verbänden zur Verfügung gestellt bekommen.[121] In der Schweiz gibt es zudem das mit Abstand größte telemedizinische Zentrum Europas, welches seine Patienten rund um die Uhr aus der Ferne behandeln kann und dies auch tut. Bei Patienten ist diese Form der Beratung und Behandlung sehr beliebt und scheint im Rahmen der Regelversorgung sogar kostensenkende Effekte zu haben, wie Umfragen in der Schweiz bereits gezeigt haben.[122] Interessant zu beobachten ist ebenfalls, dass viele Länder in Europa, die als Musterbeispiele für die Digitalisierung des Gesundheitswesens herangezogen werden, über staatliche Systeme verfügen. So etwa in Dänemark, Norwegen, Finnland und

---

[119] Vgl. Reiter/Turek/Weidenfeld 2011 S. 3 f
[120] Vgl. BARMER 2017
[121] Vgl. Striegler 2013
[122] Vgl. Siegerland Kurier 2017

Schweden, die allesamt als Vorreiter telemedizinischer Anwendungen gelten und es geschafft haben Gesundheitsversorgung mit Hilfe der Telemedizin in die Fläche zu bringen. Dänemark beispielsweise hat nicht nur flächendeckend elektronische Rezepte eingeführt, sondern auch eine übergreifende Medikationsakte, an die alle Krankenhäuser und niedergelassenen Ärzte angebunden sind umgesetzt und erfolgreich etabliert. Das diese staatlichen Systeme nicht als Vergleich für Deutschland herangezogen werden können, sollte beachtet werden. Daher ist es umso interessanter zu sehen, dass beispielsweise Belgien, welches ein dem deutschen Gesundheitssystem ähnliches System verfolgt, ein komplett papierfreies E-Rezept-Programm umzusetzen scheint. Eben dieses Vorhaben wird in Deutschland gerne als „Ur-Trauma" der Gesundheits-IT bezeichnet, da das elektronische Rezept im in Verbindung mit der eGK glorreich scheiterte und bis auf weiteres vertagt wurde.[123] Eine etwas andere Entwicklung ist bei Deutschlands östlichem Nachbarn Polen zu beobachten. Wo hier die telemedizinischen Anwendungen zwar noch etwas hinterherhinken, schaffen die Osteuropäer zumindest rechtliche Grundlagen und verabschieden sich von dort ebenfalls lange existenten Fernbehandlungsverbot. Ein Arzt muss in Polen demnach nicht mehr zwingend vor einer Behandlung direkten Kontakt mit dem Patienten vorweisen.[124] Wenn nun die globale Situation betrachtet wird, ist es am sinnvollsten das Global Observatory der WHO zur Rate zu ziehen. Dieses als Umfrage konzipiertes Werk beruht auf den Daten aus 114 WHO-Mitgliedsstaaten und zeigt, dass global gesehen die doc2docTelemedizin[125] eindeutig im Vordergrund steht und am häufigsten zum Einsatz kommt. Die Teleradiologie ist dabei die bei Weitem wichtigste Anwendung. In etwa jedem dritten Land sind Teleradiologieanwendungen im Einsatz und vor allem in der Versorgung und Vergütung verankert. Auf den Plätzen zwei bis vier folgen die Telepathologie, die Teledermatologie und die Telepsychiatrie. Was die Verteilung der Telemedizinaktivitäten weltweit angeht, steht Südostasien laut WHO-Umfrage in praktisch allen Disziplinen der doc2doc-Telemedizin an der Spitze. Es folgen Europa und Amerika, wobei jenseits des Atlantiks neben der Teleradiologie die Teledermatologie und die Telepsychiatrie besonders beliebt sind. Als besonders eindrucksvolles Beispiel nennt die WHO den Einsatz der Teleradiologie in Mexiko, da es zu den wenigen Ländern gehört, die angegeben haben, über

---

[123] Vgl. Grätzel von Grätz 2015

[124] Vgl. Bauer 2016

[125] Vgl. Kapitel 4.2

eine nationale Strategie zur Implementierung telemedizinischer Dienste zu verfügen. Damit ist das mittelamerikanische Land gemäß dem im Jahr 2011 veröffentlichten WHO-Bericht Teil einer Minderheit, da nur jedes fünfte Land eine solche nationale Strategie ausgegeben hat und verfolgt.[126] Zuletzt müssen noch die bereits angesprochenen zwei nicht-europäischen telemedizinischen Vorreiternationen Israel und die USA angesprochen werden. Ihre Vormachtstellung und Fortschrittlichkeit in vielen Fragen und Anwendungen rund um die Telemedizin ergibt sich ähnlich wie bei den skandinavischen Ländern aus der Systematik und dem Aufbau der jeweiligen Gesundheitssysteme. In beiden Ländern ist praktisch die gesamte medizinische Dienstleistungskette inklusive der Finanzierung in einer Hand bzw. in nur wenigen Händen, weshalb die mit Telemedizin erzielbaren Einsparungen unmittelbar zum Tragen kommen. Die Medizin und das Gesundheitswesen werden somit in diesen beiden Ländern vielmehr als ein offener Wettbewerb gesehen, was effiziente, kosteneinsparende und effektive Lösungen, wie sie die Telemedizin bietet, notwendig macht. Daher wird die Telemedizin in beiden Ländern auch bereits landesweit eingesetzt und bei Inanspruchnahme etwaiger Leistungen oder bei Einsatz der verfügbaren Anwendungen planmäßig vergütet.[127] Von Verhältnissen wie in Israel oder den USA ist Deutschland noch um einiges entfernt, wobei die Entwicklungen in die richtige Richtung gehen und alle Beteiligten (Leistungserbringer, Krankenkassen, Politik, Wirtschaft, Recht und Gesellschaft) versuchen, die Weichen für einen ganzheitlichen Einsatz der Telemedizin zu stellen.[128] Wie dies von statten gegangen ist und welche Entwicklungen in Deutschland in den letzten Jahren besonders von Bedeutung waren, soll im Folgenden aufgezeigt werden und schließlich zum Ende dieses Kapitels der Stand 2016 der Telemedizin in Deutschland skizziert werden.

5.3 Telemedizinische Entwicklungen in Deutschland

Wie bereits angedeutet soll an dieser Stelle nicht ein erneuter Überblick über die gesamte historische Entwicklung der Telemedizin in Deutschland erfolgen, sondern lediglich die letzten Jahre betrachtet werden, in denen die Telemedizin in Deutschland zusehends an Fahrt aufgenommen hat. In eben diesen emanzipierte

---

[126] Vgl. Grätzel von Grätz 2013
[127] Vgl. Grätzel von Grätz/Zu Pulitz 2011 S. 8, S.14
[128] Vgl. Landesvertretung der TK Mecklenburg-Vorpommern 2016

sich die Telemedizin vor allem durch Projektförderungen verschiedener Bundesländer gedanklich und konzeptionell vom Trauma der elektronischen Gesundheitskarte.[129] Die Verbreitung der Telemedizin wurde zum politischen Konsens, was sich in den im Folgenden angeführten Gesetzesnovellen wiederspiegelt, die zudem einen guten Überblick über die Entwicklung der letzten Jahre bieten. So bildet das GKV-Versorgungsstrukturgesetz (GKV-VStG) vom 22. Dezember 2011 die Telemedizin erstmalig in einem etwas größeren Umfang in einem Gesetz ab und regelt zwei wichtige Punkte im Hinblick auf telemedizinische Anwendungen bzw. die Abrechnung, Erstattung und den Einsatz dieser. Zum einen soll der Einheitliche Bewertungsmaßstab (EBM) nach § 87 SGB V Abs. 2 regelmäßig daraufhin überprüft werden, ob die Leistungsbeschreibungen noch dem Stand der Wissenschaft und Technik entsprechen.[130] Der Gesetzgeber hat also offensichtlich die Telemedizin als eine gravierende technologische Innovation eingeordnet, die eine Überprüfung der Leistungsbeschreibungen dringend erforderlich macht. Er hat deshalb den zuständigen Bewertungsausschuss damit beauftragt, zu prüfen, in welchem Umfang ambulante telemedizinische Leistungen zu erbringen sind (§ 87 SGB V Abs. 2a). Im zweiten Schritt hat der Gesetzgeber den Zugang für neue medizinische Methoden in die Regelversorgung verändert. Demnach kann der Gemeinsame Bundesausschuss (G-BA) bei seiner Methodenbewertung feiner differenzieren und selbst wenn ein Evidenznachweis für den Nutzen der neuen Methode nicht hinreichend möglich ist, kann der Methode ein Nutzenpotenzial vom G-BA zugesprochen werden. Solchen Anwendungen steht dann eine Erprobung offen und im positiven Fall wird die Leistung dann in den EBM integriert, was den Weg für die Telemedizin in den EBM freimacht.[131] Dem GKV-Versorgungsstrukturgesetz folgend wurde 2015 das Gesetz zur Stärkung der Versorgung der gesetzlichen Krankenversicherung (GKV-Versorgungsstärkungsgesetz) verabschiedet, das eine weitere Option zur flächendeckenden Einführung der Telemedizin liefert. Der Gesetzgeber hat darin im gänzlich neuen § 92a GKV-Versorgungsstärkungsgesetz (GKV-VSG) einen Innovationsfonds eingerichtet, der mit jährlich 300 Millionen Euro ausgestattet wurde, um neue Versorgungsformen zu fördern.[132] Dabei sollen die Fördervorhaben ins-

---

[129] Vgl. Kapitel 5.2 zum „Ur-Trauma" der eGK

[130] Vgl. GKV-VStG 2011

[131] Vgl. Beckers 2017 S. 90 ff.

[132] Vgl. GKV-VSG 2015

besondere zur Verbesserung der Versorgungsqualität und Versorgungseffizienz beitragen. Zum 8. April 2016 wurde vom zuständigen G-BA eine Förderbekanntmachung publiziert, die im Bereich der themenoffenen Anträge u.a. Versorgungsmodelle unter Nutzung von Telemedizin, Telematik und e-Health adressiert und insgesamt neun Projekte aus diesem Bereich umfasste.[133] Die aktuellste Bestrebung die Telemedizin in die Regelversorgung zu integrieren äußert sich in Form des Gesetzes für sichere digitale Kommunikation und Anwendungen im Gesundheitswesen, dem sogenannten E-Health-Gesetz. Der Bewertungsausschuss wird darin verpflichtet, den EBM anzupassen, und das Telekonsil mit radiologischen Befunden und die Videosprechstunde sollen demnach bis Ende 2017 in den EBM integriert werden.[134]

Neben diesen gesetzlichen Entwicklungen, die die Telemedizin in den letzten Jahren beeinflusst und teilweise gefördert haben, soll in einem zweiten Schritt noch die Entwicklung telemedizinischer Projekte in Deutschland beleuchtet werden und aufgezeigt werden, in welchen Bereichen Deutschland schon fortschrittlich unterwegs ist und wo noch Handlungsbedarf besteht. Eines der, wenn nicht gar das größte Projekt mit telemedizinischem Bezug überhaupt stellt die Schaffung der bereits angesprochenen Telematikinfrastruktur dar. Diese im Rahmen der Einführung der eGK und der Gesundheitsreform 2004 beschlossene Aufgabe sieht eine Vernetzung aller Beteiligten im Gesundheitswesen vor und hat den Datenaustausch über jegliche Sektorgrenzen hinweg zum Ziel. Zur Erreichung und Umsetzung der Ziele, aber auch zur Umsetzung der Telematikinfrastruktur selbst wurde die Gesellschaft für Telematikanwendungen mbH, kurz gematik, gegründet.[135] Im Umfeld der Telematikinfrastruktur kommt auch zugleich eine weitere große telemedizinische Entwicklung der letzten Jahre zum Tragen, nämlich die bereits erwähnte eGK. Zu dieser wurde bereits in Kapitel 5.2 einiges gesagt was jedoch nicht unbedingt vorteilhaft war. 2004 auf den Weg gebracht löste die eGK zum 01. Januar 2006 die Krankenversicherungskarte ab (erstmals ausgegeben wurde sie jedoch erst Ende Oktober 2009 in der Testregion Nordrhein) und versprach neben digitalen Medikationsplänen, Stammdatenverwaltung, eRezepten, ePatientenakten und zahlreichen weiteren informations- und kommunikations-

---

[133] Vgl. Pressemitteilung des G-BA vom 08. April 2016

[134] Vgl. Krüger-Brand 2015 S. 2124

[135] Vgl. Pintaric 2017 S. 3 ff.

technologisch gestützten Anwendungen auch eine Revolution in der Datenverarbeitung und einen großen telemedizinischen Fortschritt.[136] Diese erhofften Effekte sind inzwischen schon längst verpufft und die zwischen 2004 und 2006 gelegten technischen Grundlagen schon wieder überholt bzw. veraltet. Ebenso haben es die Verantwortlichen nicht geschafft, die eGK mit Medikationsplänen, ePatientenakten und anderen angekündigten Informationen zu bespielen. Demnach steht die eGK mehr als zehn Jahre nach ihrer geplanten Einführung enorm in der Kritik und wird von manchen schon als Auslaufmodell bezeichnet. Die Verantwortlichen der gematik sind sich weiterhin sicher, dass die eGK mit all ihren Einsatzmöglichkeiten und Vorteilen noch ein Erfolg wird und im Jahr 2017 erfolgreich ausgerollt werden kann.[137]

Neben diesen beiden bisher nicht sonderlich erfolgreich umgesetzten Projekten zur Förderung telemedizinischer Anwendungen in Deutschland gibt es aber auch Beispiele, Projekte und Bereiche in denen die Telemedizin auf deutschem Boden Erfolge feiern konnte. So existieren in Deutschland bereits diverse teleradiologische Netzwerke, in denen zumeist Krankenhäuser untereinander vernetzt sind. Teilweise überspannen die Netzwerke auch verschiedene Versorgungssektoren und binden Vertragsärzte ein.[138] Mit dem bereits erwähnten und Anfang 2016 in Kraft getretenen E-Health-Gesetz soll die teleradiologische Vernetzung auch im vertragsärztlichen Bereich stärker etabliert werden und eine entsprechende Richtlinie der Kassenärztlichen Bundesvereinigung wird demnächst erwartet.[139] Neben der Teleradiologie zeichnet sich in Deutschland besonders der Einsatz von sogenannten Telekonsil-Verfahren in zeitkritischen Behandlungssituationen aus. In der Akutversorgung von Schlaganfallpatienten führte der regionale Mangel von sogenannten Stroke-Units und Schlaganfallexperten bereits vor über 15 Jahren zum Aufbau von telemedizinischen Netzwerken und im Zuge des bekannten TEMPiS-Projekts, welches im Verlauf dieser Arbeit noch vorgestellt wird, ist es völlig unabhängig von den genannten Gesetzesnovellen gelungen, hierfür eine Abrechnungsgrundlage in Form einer OPS-Ziffer zu schaffen.[140] Als Ergänzung zu den in Deutschland etablierten Stroke-Units hat sich diese telemedizinische Ver-

---

[136] Vgl. Illing 2017 S. 210

[137] Vgl. FOCUS Online 2017

[138] Vgl. Mildenberger (2012) S. 9 ff.

[139] Vgl. Krüger-Brand 2015 S. 2124

[140] Vgl. Beckers 2017 S. 90 ff.

sorgungsmethode in vielen Regionen Deutschlands mittlerweile ebenfalls etabliert und ist in der Leitlinie der Deutschen Gesellschaft für Neurologie abgebildet.[141] Als letztes Beispiel soll der erfolgreiche Einsatz der telemedizinischen Unterstützung in der präklinischen Versorgung im Rahmen von Rettungsassistenten bzw. Notfallsanitätern durch Tele-Notärzte dienen. Hier wurden einige regionale Projekte bereits in die Regelversorgung überführt und die Einbindung von Tele-Notärzten in rettungsdienstliche Maßnahmen wird in Deutschland weiterhin als qualitätssichernde Maßnahme verfolgt.[142]

Diese drei Beispiele bzw. Bereiche zeigen, dass die Telemedizin in Deutschland bereits erfolgreich eingesetzt und angewendet wird und auch regelhaft abgerechnet werden kann. Nichts desto trotz ist die Anzahl immer noch gering und die Baustellen telemedizinischer Grundlagen und Anwendungen in Deutschland werden ebenso deutlich. Woran das liegt, was für weiterer Fortschritte und Entwicklungen es im telemedizinischen Kosmos bedarf und wie die Telemedizin überhaupt bei allen Beteiligten angenommen und akzeptiert wird, soll im Folgenden analysiert werden, wenn es darum geht den Status quo der Telemedizin Deutschland 2016 zu skizzieren.

5.4 Der Stand der Telemedizin in Deutschland im Jahr 2016

Einer der Hauptgründe für den immer noch schleppend verlaufenden, regelhaften Einsatz telemedizinischer Anwendungen in Deutschland ist nach Meinung zahlreicher Experten aus allen beteiligten Bereichen die mangelhafte Abbildung telemedizinischer Verfahren in den Vergütungssystemen des deutschen Gesundheitssystems. Wie im vorherigen Kapitel erwähnt sind bisher lediglich drei bis vier konkrete telemedizinische Anwendungen in die Regelversorgung übergegangen, was zeigt, dass der gesetzgeberische Auftrag zur Überprüfung und Anpassung des EBM hinsichtlich telemedizinisch erbringbarer Leistung aus dem Jahre 2012 (GKV-Versorgungsstrukturgesetz) derzeit nur sehr langsam umgesetzt wird. Als Ursache hierfür gilt, dass viele Anwendungsgebiete telemedizinischer Patientenversorgung derzeit nicht ausreichend wissenschaftlich evaluiert sind. Das liegt daran, dass telemedizinische Verfahren sogenannte komplexe Interventionen sind, bei denen im Sinne von Multi-Level-Interventionen das Patienten-Outcome

---

[141] Vgl. Deutsche Gesellschaft für Neurologie 2012
[142] Vgl. Schenkel 2017 S. 328 ff.

von verschiedenen Interventionsfaktoren gleichzeitig beeinflusst wird. Dieser Interventionstyp ist studientechnisch deutlich schwieriger zu untersuchen als beispielsweise Pharmastudien im klassischen randomisierten-kontrollierten Studiendesign. Erschwert wird die Studiensituation darüber hinaus dadurch, dass telemedizinische Innovationen häufig von kleinen und mittelgroßen Unternehmen entwickelt werden, die nicht in vergleichbarem Maße wie andere Großkonzerne in der Gesundheitsbranche (z.B. in der Pharmaindustrie) über Finanzmittel und entsprechende Forschungslogistik verfügen.[143] Der Umstand der mangelhaften Abbildung in den Vergütungssystemen soll jedoch wie bereits erwähnt vom Bewertungsausschuss im Rahmen des verabschiedeten E-Health-Gesetzes angegangen werden, sodass der darin klar formulierte Auftrag zur Implementierung telemedizinischer Ziffern vorangetrieben werden kann und eine breit angelegte Integration in den EBM erfolgen kann. Ebenso hat der 118. Deutsche Ärztetag beschlossen, die Telemedizin ebenfalls im Gebührenwerk zu verankern und demnach in die Gebührenordnung für Ärzte (GOÄ) mit aufzunehmen.[144] Ob dies jedoch zeitnah geschieht bleibt abzuwarten und ist an die weiteren Fortschritte bei der Einführung der Telematikinfrastruktur gebunden, die sich ja bereits durch mehrere Verzögerungen und Rückschläge ausgezeichnet hat. Das Problem der derzeit nicht ausreichenden wissenschaftlichen Evaluierung vieler Anwendungsgebiete telemedizinischer Patientenversorgung lässt sich darüber hinaus nicht so leicht angehen, da viele telemedizinische Innovationen immer noch häufig von kleinen und mittelgroßen Unternehmen entwickelt werden und daher schlichtweg die finanziellen Mittel für groß angelegte Studien fehlen. Dem kann nur entgegengewirkt werden, indem die Politik den rechtlichen Rahmen für die Telemedizin schafft und so auch große Unternehmen in die Branche lockt oder indem telemedizinische Anwendungen in die Regelversorgung Einzug halten und somit Studien zwangsläufig interessant, finanzierbar und notwendig werden.[145] Erste Grundlagen sind dafür bereits gelegt, doch es ist zu beobachten, dass die Anzahl der Publikationen, die es in der U.S. National Library of Medicine, auch Medline genannt, rund um das Thema Telemedizin noch recht spärlich gesät sind und im Jahr 2016 sogar wieder zurückgegangen sind, wie Abbildung 12 veranschaulicht.

---

[143] Vgl. Schenkel 2017 S. 328 ff.

[144] Vgl. Höhl 2015

[145] Vgl. Krüger-Brand 2015 S. 2130

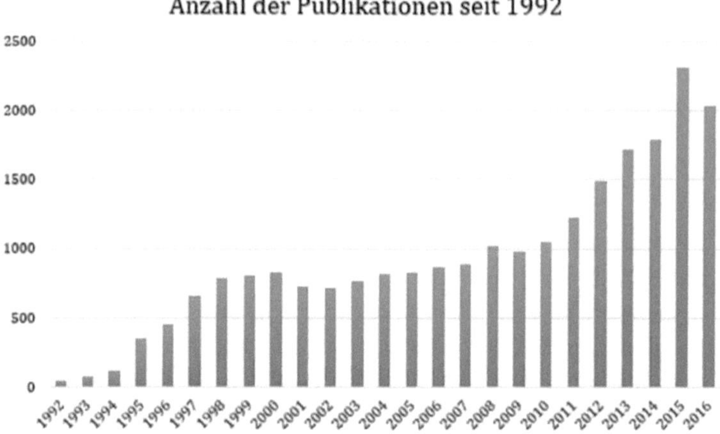

Abbildung 12: Die Anzahl der Publikationen zur Telemedizin (Vgl. Medline 2017)

Nur um den Vergleich zu ziehen und aufzuzeigen, welche Diskrepanz bei den Publikationen zur Telemedizin herrscht, gab es auf Medline im Jahr 2016 zum Begriff „pharmaceuticals" ganze 62.773 Veröffentlichungen.[146]

Abseits dieser beiden bestehenden Hemmschwellen zur Integration der Telemedizin in das deutsche Gesundheitswesen sind jedoch auch zahlreiche positive Entwicklungen zu beobachten, die im Jahr 2016 Hoffnung machen auf eine fortschreitende und erfolgreiche Integration. So gibt es in Deutschland inzwischen gleich mehrere Verbände, Kompetenznetzwerke, Gesellschaften, Vereine, Fachgruppen, Initiativen und Medienschaffende, die sich mit der Weiterentwicklung, dem erfolgreichen Einsatz und der Akzeptanz und Anwendung telemedizinischer Anwendungen und jeglichen Fragen zur Telemedizin auseinandersetzen. Welche diese genau sind ist in Abbildung 13 exemplarisch aufgeführt.

---

[146] Medline 2017

Gesellschaften und Kompetenznetzwerke

- Deutsche Gesellschaft für Biomedizinische Technik im VDE (DGBMT)
- Deutsche Gesellschaft für Gesundheitstelematik (DGG)
- Deutsche Gesellschaft für Innere Medizin e.V. (DGIM)
- Deutsche Gesellschaft für Integrierte Versorgung
- Deutsche Gesellschaft für Medizinische Informatik, Biometrie und Epidemiologie (GMDS)
- Deutsche Gesellschaft für Neurologie (DGN)
- Deutsche Gesellschaft für Qualitätsmanagement in der Gesundheitsversorgung e. V. (GQMG)
- Deutsche Gesellschaft für Sozialmedizin und Prävention (DGSMP)
- Deutsche Krankenhausgesellschaft
- Deutsches Zentrum für Luft- und Raumfahrt (DLR)
- EHTEL European Health Telematics Association
- Fraunhofer Gesellschaft (FHG)
- Gesellschaft für Informatik (GI)
- Gesellschaft für Klassifikation e. V. (GfKl)
- Zentrum für Telematik im Gesundheitswesen (ZTG)

Verbände und Vereine

- Verband der Angestellten-Krankenkassen e. V.
- BKK Bundesverband
- Berufsverband Medizinischer Informatiker e. V. (BVMI)
- BVMed - Bundesverband Medizintechnologie e.V.
- Bundesverband Gesundheits-IT - bvitg e.V.
-
- Deutscher Verband Medizinischer Dokumentare e.V. (DVMD)
- Gesundheitsstadt Berlin e. V.
- VDE Verband der Elektrotechnik Elektronik Informationstechnik e.V.
- Verein zur Förderung der Technologiebewertung im Gesundheitswesen
- Verein zur Förderung der Vertrauenswürdigkeit von Informations- und Kommunikationtechnik (TeleTrusT)

Fachgruppen und Initiativen

- Aktionsforum Telematik im Gesundheitswesen (ATG)
- Deutsches Telemedizinportal
- Gesundheitsziele.de
- www.health-it-portal.de
- Hermann von Helmholtz-Gemeinschaft Deutscher Forschungszentren
- HL7 Anwendergruppe Deutschland
- Initiative D21
- www.telemedizin24.de
- VDE Initiative MikroMedizin

Medien, Presse

- AI Communications The European Journal on Artificial Intelligence
- CIN Computers, Informatics, Nursing
- Computers in Biology and Medicine
- Diagnostic Imaging
- E-HEALTH-COM
- Glossar KBSt
- Health Care Informatics
- Healthcare Information Management & Communications
- Healthdatamanagement
- Information Technology in Biomedicine
- International Journal of Medical Informatics
- ITIN Official Journal of the British Computer Society Nursing Specialist Group
- Journal of Medical Internet Research
- Journal of Telemedicine and Telecare
- Journal of the American Medical Informatics Association
- Journal of X-Ray Science and Technology
- kma - Das Magazin für die Gesundheitswirtschaft (Klinikmanagement aktuell)
- Krankenhaus-IT Journal
- Krankenhaus Umschau (KU Gesundheitsmanagement)
- KTM Krankenhaus Technik + Management
- Methods of Information in Medicine
- Technology and Health Care
- Telematikglossar der Werbe- und Vertriebsgesellschaft Deutscher Apotheker mbH
- Telemedicine Today
- Unabhängige Internetplattform zur individuellen Therapeutenwahl praxisportal.de
- Virtual Medical Worlds Monthly

Abbildung 13: Die verschiedenen telemedizinischen Institutionen in Deutschland (Vgl. DGTeleMed 2017)

Daran wird deutlich, dass die Verantwortlichen in Deutschland erkannt haben, welchen Stellenwert die Telemedizin hat und wie wichtig die Bündelung von Kompetenzen für eine erfolgreiche Anwendung und Umsetzung ist. Dem nicht genug wurde mit der bereits erwähnten DGTeleMed schon 2005 ein Forum für Kommunikation, Diskussion und Interessenvertretung in der Telemedizin geschaffen, das die zahlreichen Player und Institutionen der Telemedizin versucht zusammenzubringen und so Synergieeffekte nutzt und weitergibt.[147]

Ein weiterer Meilenstein in der Telemedizin ereignete sich just im Jahr 2016, welches in diesem Kapitel betrachtet wird. Es ist die Rede vom bereits angesprochenen E-Health-Gesetz, das Ende 2015 verabschiedet wurde und 2016 schließlich in Kraft getreten ist. Wie bereits erwähnt wurde hier die Erstattungsfähigkeit der Online-Videosprechstunde verankert und angekündigt und zahlreiche Weichen für die Integration der Telemedizin in die Regelversorgung gelegt.[148] Darüber hinaus kam es abseits des Gesetzes im Jahr 2016 zu einer weiteren, vielleicht etwas zu wenig beachteten Änderung in der Musterberufsordnung für Ärzte der Landesärztekammer Baden-Württemberg. Diese drehte sich um das Fernbehandlungsverbot, welches, noch einmal zur Erinnerung, eine Fernbehandlung ohne vorherigen persönlichen Kontakt zwischen Patient und Arzt (eine sogenannte ausschließliche Fernbehandlung) kategorisch ausgeschlossen hatte. So wurde in Baden-Württemberg im Juli 2016 der §7 der Berufsordnung derart erweitert, dass Ärzte, wenn auch zunächst nur im Rahmen von Modellprojekten, Patienten auch ausschließlich telemedizinisch behandeln können, ohne dass zuvor ein physischer Arzt-Patienten-Kontakt stattgefunden haben muss.[149] Wie gut die Modellprojekte verlaufen und ob ihr Erfolg einen positiven Einfluss auf andere Bereiche und Bundesländer hat, bleibt zwar abzuwarten, aber eine breite Zustimmung seitens der Ärzte über die Durchführung der Modellprojekte wurde erst vor kurzem beim 120. Deutschen Ärztetag Ende Mai 2017 deutlich.[150] So ergeben sich sichtbar zahlreiche kleine Änderungen in den Berufsordnungen, Abrechnungsgrundlagen, Verordnungen und Gesetzen, die allesamt zur Weiterentwicklung der Telemedizin in Deutschland beitragen und im Großen und Ganzen betrachtet ein positives Bild zeichnen.

Ein ebenso positives Bild führt zu einem weiteren wichtigen Indikator um den Stand der Telemedizin in Deutschland zu bestimmen. Es handelt sich dabei um die Akzeptanz telemedizinischer Anwendungen und Lösungen sowohl bei den Patienten als auch bei den Leistungserbringern, die im Stand 2016 durchweg po-

---

[147] Vgl. Übersicht zu den Institutionen in der Telemedizin der DGTeleMed 2017

[148] Vgl. Stroppe 2015 S. 25 ff.

[149] Vgl. Feldwisch-Drentrup 2017

[150] Vgl. Möws 2017

sitiv ist. Das zeigt eine im Jahr 2016 durchgeführte repräsentative Umfrage im Auftrag des Digitalverbands Bitkom. Großes Interesse haben die Befragten demnach an telemedizinischen Angeboten. So erklärt jeder Fünfte, dass er im Krankheitsfall auf jeden Fall seinen eigenen Gesundheitszustand telemedizinisch überwachen lassen würde, weitere 39 Prozent können sich vorstellen, diese Möglichkeit in Anspruch zu nehmen. Insgesamt 6 von 10 Deutschen sind damit offen gegenüber dem sogenannten Tele-Monitoring. Die Online-Sprechstunde mit dem Arzt würden 17 Prozent der Befragten auf jeden Fall nutzen, 16 Prozent können sich dies vorstellen. Außerdem spricht für die Online-Sprechstunde aus Sicht der Befragten, dass die Wartezeit in der Praxis, sowie die Zeit für die Anfahrt entfallen. Zugleich haben die Befragten aber auch die Sorge geäußert, dass das Risiko einer Fehlbehandlung steigt, wenn sie eine Online-Sprechstunde in Anspruch nehmen. 67 Prozent nennen dies als einen der drei wichtigsten Nachteile und gut die Hälfte ist zudem der Meinung, dass das Verhältnis zwischen Arzt und Patient leidet.[151] Ein weiterer Nachteil der Online-Sprechstunde ist aus Sicht der Befragten, dass Arzt und Patient dafür über technisches Know-how und technische Ausstattung verfügen müssen, welche sie in Deutschland noch nicht ausgereift sehen. Gleichzeitig mit der Offenheit gegenüber der Inanspruchnahme telemedizinischer Leistungen geht in der Befragung aber auch die Einschätzung einher, dass das deutsche Gesundheitssystem beim Thema Digitalisierung noch hinterherhinkt.[152]

Auf Seiten der Leistungserbringer sieht es ähnlich aus und die Mehrzahl aller Ärzte schätz die Telemedizin als positive Entwicklung im Gesundheitswesen ein. Die Akzeptanz bei der Anwendung ist ebenfalls recht hoch und die Vorteile telemedizinischer Anwendungen überschreiten die Nachteile bei weitem.[153] Dies geht aus einer Repräsentativbefragung von niedergelassenen und Krankenhausärzten des Instituts für Demoskopie Allensbach im Jahr 2010 hervor und hat trotz seiner sechs zurückliegenden Jahre auch 2016 nicht an Transparenz und Aussagekraft verloren. Vielmehr hat sich die Einschätzung der Ärzte zur telemedizinischen Zukunft verbessert, wobei schon in der Studie wie auch heute Bedenken bezüglich Datensicherheit und dem wichtigen persönlichen Verhältnis zwischen Arzt und Patient bestehen. Zusammengefasst kann festgestellt werden, dass die Akzeptanz

---

[151] Vgl. Grimm/Tropf 2016
[152] Vgl. Bitkom Digital Health Umfrage 2016
[153] Vgl. Institut für Demoskopie Allensbach

der Leistungserbringer für telemedizinische Angebote ein zentraler Erfolgsfaktor für den erfolgreichen und ganzheitlichen Einzug der Telemedizin in die Gesundheitsversorgung darstellt und diese in großen Bereichen mehr als positiv ausfällt. Dem behandelnden Arzt wird eine Schlüsselfunktion zukommen, um die Telemedizin in eine neue Ära zu führen, da er schließlich derjenige sein muss, der sie gemeinsam mit dem Patienten oder auch im Austausch mit Kollegen (doc2patient und doc2doc) anwendet und umsetzt. Nur wenn er von dem Nutzen überzeugt ist, findet die Telemedizin Anwendung in den individuellen Behandlungspfaden. Für die Patienten ist die Einhaltung des Datenschutzes der bedeutendste Faktor in der Entscheidungsfindung und spielt im Rahmen der Anwendungsentscheidung eine zentrale Rolle.[154] Demnach ist die Arbeit an einer sicheren und funktionierenden Telematikinfrastruktur genau der richtige Weg um alle Beteiligten erfolgreich abzuholen und die Telemedizin weiter voranzutreiben.

An den aktuellen gesetzlichen Entwicklungen, dem Stand der wissenschaftlichen Betrachtung, den Bemühungen der zahlreichen organisierten Institutionen und dem Akzeptanzlevel bei Patienten und Leistungserbringern konnte aufgezeigt werden, dass die Telemedizin im Jahr 2016 mehr als im Fokus aller Beteiligten steht, aber noch einen weiten Weg zu gehen hat. Lediglich das E-Health-Gesetz hat für zwei abrechenbare Anwendungen, also nur punktuell, für Fortschritt gesorgt. Der Status quo der Telemedizin in Deutschland ist deshalb noch immer durch eine projekthafte Realität gekennzeichnet, sodass sie nur dann für Versicherte erreichbar ist, wenn deren Behandler zufällig in telemedizinischen Projekten involviert sind.[155] Eben solche Projekte sollen im Folgenden vorgestellt werden, um den Stand der Telemedizin im Jahr 2016 anhand eben dieser noch besser deutlich zu machen. Dabei werden einige wenige Projekte kurz vorgestellt und eingeordnet und am Ende wird das Projekt „TeleArzt" intensiver betrachtet.

---

[154] Vgl. Landesvertretung der Techniker Krankenkasse (TK) Bayern 2015
[155] Vgl. Beckers 2017 S. 90 ff.

6 Beispielhafte Telemedizin-Projekte in Deutschland

Die in Deutschland gegenwärtige projekthafte Situation in der Telemedizin wird von vielen als Nachteil betrachtet, da es eben diese zahlreichen Projekte noch nicht in die Regelversorgung bzw. in die standardmäßige Nutzung geschafft haben. Auf der anderen Seite ist die telemedizinische Projektlandschaft in Deutschland sehr groß, was zeigt, dass die Akzeptanz und der Wille zum Einsatz telemedizinischer Anwendungen definitiv vorhanden sind. So weist das Deutsche Telemedizinportal, welches von der gematik gepflegt, betreut und betrieben wird mit Stand dieser Arbeit (Dezember 2017) 169 Projekte in Deutschland aus. Diese zeichnen sich allesamt dadurch aus, dass sie von den Institutionen, die in Kapitel 5.4 vorgestellt wurden, in gewisser Weise begleitet oder betreut werden oder Fördergelder von ihnen oder staatlichen Einrichtungen bekommen. Dabei reichen diese Projekte über fast alle medizinischen Fachrichtungen hinweg, bespielen unterschiedlichste Versorgungsebenen und werden von großen Versorgungspartnern wie der AOK, der BARMER und der TK oder Wirtschaftsunternehmen und Ministerien wie Bosch oder dem Bayerischen Staatsministerium vorangetrieben und unterstützt. Es ist demnach offensichtlich, dass alle Verantwortlichen die Bedeutung der Telemedizin verstanden haben und der Prozess der erfolgreichen Integration in vollem Gange ist.[156] Im Folgenden soll jedoch auf einige Projekte eingegangen werden, bei denen die Integration bereits geglückt ist. Dabei fällt ein besonderes Augenmerk auf das Bundesland Bayern, welches in Deutschland als Modellbundesland gilt und bereits sehr erfolgreich telemedizinische Anwendungen einsetzt und Projekte in die Regelversorgung überführt hat.

6.1 Bayern als Vorreiter dank TEMPiS, Steno und Co.

Das Bundesland Bayern gilt im Bereich der Telemedizin, allgemein bei der Digitalisierung im Gesundheitswesen und besonders bei der telemedizinischen Schlaganfallbehandlung als Vorreiter und hat die Potenziale dieser Felder schon frühzeitig erkannt. Bereits seit 1995 werden in Deutschlands flächenmäßig größtem Bundesland telemedizinische Projekte von Seiten der Regierung mitfinanziert und die 2012 gegründete „TelemedAllianz Bayern" gilt als Musterbeispiel telemedizinischer Kompetenzplattformen. Ihr Hauptziel ist dabei die Etablierung telemedizinischer Anwendungen und Projekte und sie soll den Austausch zwischen

---

[156] Vgl. Deutsches Telemedizinportal 2017

dem Gesundheitswesen, der Politik, der Industrie und der Wissenschaft fördern und unter anderem dafür sorgen, dass die Projekte stärker zusammenrücken. Eine bessere Vernetzung der Projekte soll dazu führen, dass die in Deutschland viel bemängelten Insellösungen vermieden werden können.[157] Darüber hinaus gelang es in Bayern erstmalig ein telemedizinisches Projekt, genauer gesagt die telemedizinische Schlaganfallversorgung, in die Regelversorgung zu integrieren. Das „Telemedizinische Projekt zur integrierten Schlaganfallversorgung in der Region Süd-Ost-Bayern", kurz TEMPiS gilt dabei nicht nur als erstes und erfolgreichstes seiner Art in Deutschland, sondern als Benchmark weltweit. Das 2002 gestartete Projekt ist mit 5.600 jährlichen Telekonsilen eines der größten Schlaganfallnetzwerke der Welt und baut auf fünf Säulen auf.[158] Neben dem Aufbau von Stroke Units, der zentralen und vor Ort stattfindenden Schulung aller Beteiligten, dem Einsatz standardisierter und optimierter Prozeduren und dem Fokus auf die Qualitätssicherung, fokussiert sich die fünfte Säule ganz klar auf die telemedizinische Versorgung. Der im Rahmen des TEMPiS-Projekts aufgebaute und eingesetzte Telekonsildienst ist dabei an jedem Tag im Jahr rund um die Uhr über eine feste Telefonnummer erreichbar. Er wird im wöchentlichen Wechsel durch die Universitätsneurologie Regensburg und die Klinik für Neurologie im Klinikum Harlaching abgeleistet. Während seines Telekonsildiensts ist der Konsilarzt dabei von weiteren klinischen Tätigkeiten freigestellt. Alle im Telekonsildienst eingesetzten Kollegen sind erfahrene Ärzte mit einem Schwerpunkt in vaskulärer Neurologie. Sowohl im Klinikum Harlaching als auch in der Universitätsneurologie in Regensburg wird der Telekonsildienst von einem Team aus jeweils etwa 8 Ärzten geleistet. Aufgrund der stetig wachsenden Anzahl an Telekonsilen wurde im Jahr 2012 ein zusätzlicher Telekonsildienst in den stark frequentierten Nachmittags- und Abendstunden eingeführt. Der Telekonsilarzt hat an seinem Arbeitsplatz die Möglichkeit, über eine Audio-Video-Konferenz in ein speziell eingerichtetes Konsilzimmer in den Kooperationskliniken geschaltet zu werden und an Behandlungen, Diagnosestellungen und Beratungsgesprächen teilzunehmen oder sich einfach nur mit den Kollegen auszutauschen. Außerdem werden dem Konsilarzt die radiologischen Bilder zur Verfügung gestellt, sodass er anhand der vorliegenden Befunde das weitere Vorgehen gemeinsam mit den Kollegen vor Ort abstimmen

---

[157] Vgl. aerzteblatt.de 2013
[158] Vgl. TEMPiS Jahresbericht 2016 S. 5

kann.[159] Die enorme Entwicklung des TEMPiS-Projekts wird in Abbildung 14 anhand der durchgeführten Telekonsile seit 2003 nochmal deutlich.

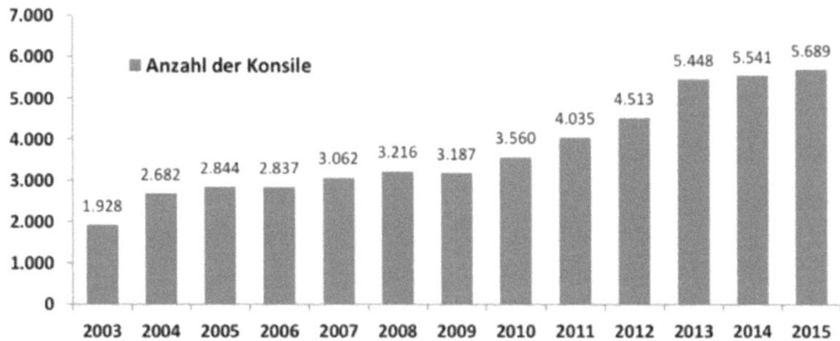

Abbildung 14: Anzahl der Telekonsile im TEMPiS-Netzwerk 2003-2015 (Vgl. TEMPiS Jahresbericht 2016)

Was das TEMPiS-Projekt über seine enorm verbreitete Anwendung und Zustimmung bei allen Beteiligten hinaus bemerkenswert und deutschlandweit einmalig macht ist die Tatsache und der Umstand, dass es, wie bereits angedeutet, erfolgreich in den Regelleistungskatalog der Krankenkassen integriert wurde und die Verbesserung der Versorgung durch eine wissenschaftliche Effizienzanalyse belegt werden konnte. Die im Jahr 2006 veröffentlichte Studie schloss dabei mehr als 3000 Patienten ein und zeigte, dass die Patienten, die in TEMPiS-Kliniken behandelt wurden, eine deutlich und signifikant bessere Prognose hatten als die Patienten, deren Therapie in vergleichbar ausgestatteten Kliniken ohne Projektanbindung stattfand. Die neuen Versorgungsstrukturen, die im TEMPiS-Netzwerk geschaffen wurden, senkten für die behandelten Schlaganfallpatienten somit signifikant das Risiko, die Klinik mit einer bleibenden Behinderung zu verlassen.[160] Die Integration in die Regelversorgung erfolgte derweil im Jahr 2006 zunächst über einen Sonderzuschlag und ab 2012 über das DRG-System. Hierbei können die TEMPiS-Kooperationskliniken ihre Kosten durch eine „telemedizinisch unterstützte" Schlaganfallprozedur (OPS 8.98b, sog. „andere neurologische Komplexbehandlung des akuten Schlaganfalles") decken und die Kosten der Zentren (Telekonsildienste, ärztliche, pflegerische, therapeutische Koordination, Qualitätssicherung etc.) werden weiterhin über einen patientenbezogenen Sonderzuschlag

---

[159] Vgl. TEMPiS 2017
[160] Vgl. Audebert et al. 2006 S. 742 ff.

finanziert. So konnte mit Hilfe der angesprochenen wissenschaftlichen Effizienzanalyse erstmalig der Weg für ein telemedizinisches Projekt in die Regelversorgung geebnet werden und Bayern schwang sich damit dank TEMPiS zum Vorreiter in der deutschen Telemedizinlandschaft auf. TEMPiS gehört inzwischen zu den größten und führenden Tele-Schlaganfall-Netzwerken in Europa und sorgte mit seiner Pionierarbeit dafür, dass sich in den letzten zehn Jahren (bis heute Stand 2016) zahlreiche, ähnlich strukturierte Projekte entwickelten und etablierten. Allein in Bayern selber konnten mit dem STENO- und dem NEVAS-Netzwerk zwei weitere, vollumfängliche Schlaganfall-Netzwerke durchsetzen und ebenso wie TEMPiS in die Regelversorgung integriert werden.[161] TEMPiS ist somit ein mehr als optimales Beispiel für den erfolgreichen Ein- und Umsatz telemedizinischer Anwendungen in Deutschland.

6.2 Das EU-Modellprojekt „CCS Telehealth Ostsachsen"

Ein weiteres Beispiel aus der telemedizinischen Landschaft Deutschlands ist das EU-Modellprojekt „CCS Telehealth Ostsachsen". Hierbei bauen die CCS GmbH, eine Tochter des Universitätsklinikums Dresden, und die Telekom-Tochter T-Systems International als Projektträger in der Region Ostsachsen eine offene, barrierefreie und interdisziplinäre IT-Plattform für die medizinische Versorgung der Bevölkerung auf. Entstehen soll damit ein virtueller runder Tisch, an dem Patienten, Ärzte, Krankenkassen, Kliniken und andere medizinische Dienstleister interdisziplinär online zusammenarbeiten können. Durch standardisierte Software und sichere Datenrouten sollen die Akteure künftig miteinander verbunden werden. Das Netz soll für verschiedene medizinische Fachgebiete verfügbar sein und es ist so ausgelegt, dass große Datenmengen wie etwa dreidimensionale Darstellungen von Gewebescans verschlüsselt und sicher transportiert werden können. Parallel dazu sollen etwa Video-Telefonkonferenzen geschaltet werden, um kurzfristig Telekonsultationen zu führen. Als weitere Netzwerkkomponente wird ein zentrales, zertifiziertes Rechenzentrum in Frankfurt/Main mit Datenbanken installiert. Auf ihnen sollen elektronische Patientenakten hinterlegt werden, auf die die Akteure je nach Berechtigung und unter Beachtung des Datenschutzes zugreifen können.[162] Damit ist dieses Beispiel ein wesentlich ganzheitlicherer Ansatz, als es

---

[161] Vgl. Völkel/Hubert/Haberl 2017 S. 127 ff.
[162] Krüger-Brand 2014 S. 2126

das TEMPiS-Projekt in Bayern ist. In Ostsachsen soll vielmehr eine komplette Infrastruktur auf die Beine gestellt werden, die die gesamte Region in ein neues, telemedizinisches „Zeitalter" führen soll. Als europaweit einmaliges, offenes und überregionales Telematik-Netzwerk wurde im Rahmen des „CCS Telehealth Ostsachsen" Projekts bereits eine breit angelegte, offene IT-Infrastruktur für diverse medizinische Fachgebiete und für einen ganzen Landesteil aufgebaut. Das Projekt umfasst dabei das gesamte östliche Sachsen von Meißen über Dresden bis Görlitz mit rund 1,6 Millionen Einwohnern. Es ist damit das größte Telemedizinprojekt in Deutschland und in Art und Umfang europaweit einmalig. Im Mittelpunkt steht die Versorgung einer alternden Bevölkerung vor allem in ländlichen strukturschwachen Räumen. Durch einen schnellen Austausch der Ärzte und anderer Fachleute sowie eine interdisziplinäre Zusammenarbeit sollen Versorgungsunterschiede zwischen gut ausgestatteten urbanen Zentren und ländlichen Regionen verhindert werden. Als Vorbild für ähnliche Projekte in Europa wird das Modellvorhaben mit insgesamt 9,8 Millionen Euro aus Mitteln des Europäischen Fonds für regionale Entwicklung (EFRE) und aus Mitteln des Freistaates Sachsen gefördert.[163] Um die Leistungsfähigkeit der Plattform und der IT-Infrastruktur zu veranschaulichen und zu testen, werden mit Beginn der Pilotphase im Mai 2015 erst einmal drei medizinische Beispielanwendungen bereitgestellt. Diese Beispielanwendungen sind vom Charakter und Aufbau her wieder ähnlich dem des TEMPiS-Projekts in Bayern und werden für die ambulante Schlaganfall-Nachbetreuung (Tele-Stroke), für die Betreuung von Patienten mit Herzinsuffizienz (Telecoaching) sowie für die Telepathologie ausgerollt und erprobt. Beim Tele-Stroke überwachen dabei speziell ausgebildete Krankenschwestern oder Pflegekräfte den Zustand der Patienten, um gegebenenfalls über den Hausarzt Behandlungen oder Medikationen zu veranlassen. Beim Telecoaching ist geplant, dass Fachkräfte des Dresdner Herzzentrums die Gesundheitsdaten der Patienten überwachen, die wiederum von ihrem Arzt einen Tablet-PC mit nach Hause bekommen, um Angaben zu ihrem Zustand machen zu können. Damit wird der unmittelbare Ausfluss telemedizinischer Anwendungen erprobt und die Vernetzung und Funktionalität der IT-Infrastruktur getestet.[164] Darüber hinaus wird hieran deutlich, dass das „CCS Telehealth Ostsachsen" Projekt das erste ganzheitlich angelegte telemedizinische Projekt in Deutschland ist. Es bildet von der IT bis zur Anwendung am und

---

[163] Vgl. Medienservice Sachsen 2015
[164] Vgl. ÄrzteZeitung, o.V. 2014

durch den Patienten jeden Schritt ab und sorgt damit für den ambitionierten aber notwendigen Versuch von den vielfach bemängelten und in Deutschland im Jahr 2016 anzutreffenden Insellösungen telemedizinischer Projekte und Anwendungen loszukommen. Sein Abschneiden in der laufenden Pilotphase wird demnach mit großem Interesse verfolgt und die Hoffnung ist groß, dass das Projekt Anreize und Anstöße für die Zukunft der deutschen Telemedizin-Landschaft schafft.

Umso wichtiger und besser ist es daher auch, dass das Projekt durch wissenschaftliche Studien, die zur Evidenzsteigerung in der Telemedizin beitragen sollen, begleitet wird.[165] Als erstes Ergebnis dieser Studien konnten erstmalig Grundsätze für die Evaluation telemedizinischer Anwendungen erarbeitet werden, was als gar nicht wichtig genug bewertet werden kann. Schließlich begründet sich der in Deutschland bislang zögerliche Übergang telemedizinisch unterstützter Versorgungsansätze in die Regelversorgung unter anderem auf Defiziten in der Evaluationspraxis dieser Anwendungen. Wie bereits zuvor angedeutet können die notwendigen Wirksamkeits- bzw. Kosteneffektivitätsnachweise für Entscheidungsträger und potenzielle Anwender nicht erbracht werden, ohne das methodisch solide und vollständig publizierte Evaluationen vorliegen. Eben solche Grundsätze für die Evaluation telemedizinischer Anwendungen wurden nun im Zuge des „CCS Telehealth Ostsachsen" Projekts erstellt und können aufgrund ihrer allgemeinen Anwendbarkeit für die deutsche Telemedizin-Landschaft empfohlen werden.[166] Damit sollte schlussendlich auch den drei Beispielanwendungen und den noch folgenden telemedizinischen Anwendungen aus dem „CCS Telehealth Ostsachsen" Projekt der Übergang in die Regelversorgung gelingen, natürlich vorausgesetzt einer erfolgreichen Pilotphase. So oder so bildet dieses Projekt den mit Abstand größten und umfassendsten Versuch zur Umsetzung telemedizinischer Gesamtlösungen in Deutschland ab und sollte weiterhin aufmerksam verfolgt werden.

---

[165] Vgl. E-HEALTH-COM, o.V. 2015
[166] Vgl. Arnold et al. 2016 S. 9 ff.

6.3 Überblick zu weiteren „erfolgreichen" Projekten

Neben den beiden vorgestellten Projekten befinden sich, wie zu Beginn von Kapitel 6 bereits erwähnt, noch 169 weitere in der Pipeline der DGTeleMed und darüber hinaus gibt es noch unzählige nicht gelistete, sowie in einer unbestimmten Anfangsphase befindliche Projekte, die die Telemedizin-Landschaft in Deutschland ebenso prägen und beeinflussen. Ein eben solches Projekt, das nicht bei der DGTeleMed gelistet ist, ist **„TeleNet@NRW".** Das Ziel von „TELnet@NRW", das vom Innovationsfonds des G-BA ab 2016 für drei Jahre mit ca. 19,6 Millionen Euro gefördert wird, ist es, ein sektorenübergreifendes telemedizinisches Netzwerk als neue digitale Versorgungsform aufzubauen und dies zunächst beispielhaft in der Infektiologie und Intensivmedizin zu erproben. Durch das sektorenübergreifende telemedizinische Netzwerk „TELnet@NRW" sollen eine Vernetzung und gemeinsame Strukturen zwischen dem ambulanten und stationären Sektor realisiert werden und einzelne Gesundheitseinrichtungen, (Krankenhäuser unterschiedlicher Versorgungsstufen und niedergelassene Arztpraxen) können und sollen sich zu einem intersektoralen Gesundheitsnetzwerk zusammenschließen.[167] Wie das Projekt „TELnet@NRW" in der konkreten Anwendung ablaufen soll, zeigt Abbildung 15. Dort ist zu sehen, dass sich die Experten in den Universitätskliniken Münster und Aachen via Audio- oder Videokonferenz mit den niedergelassenen Ärzten und Krankenhäusern im Projekt austauschen und so dem Patienten eine qualitativ hochwertigere und vor allem schneller Behandlung zu teil werden kann. Das Ganze findet selbstverständlich im Rahmen einer gesicherten Infrastruktur statt.

---

[167] Vgl. Innovationsausschuss des G-BA 2017

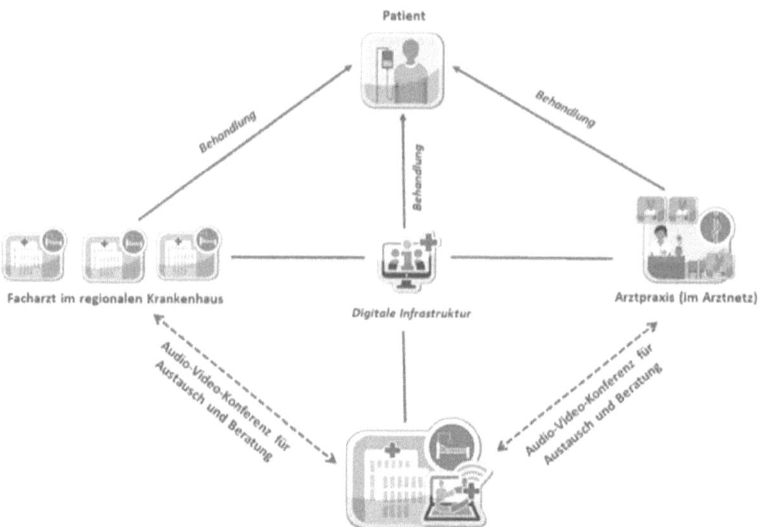

Abbildung 15: Die Funktionsweise des „TELnet@NRW" Projekts (Vgl. telenet.nrw 2017)

Inwiefern die angestrebten Ziele tatsächlich erreicht werden und inwiefern die Umsetzung von statten geht und angenommen wird, wird durch die wissenschaftliche Begleitung und Evaluation seitens der Universität Bielefeld und des ZTG Zentrums für Telematik und Telemedizin überprüft, was das Projekt bereits auf wissenschaftlich solide Beine stellt und den Mehrwert enorm steigert. Die Ergebnisse werden nach Projektabschluss der Öffentlichkeit zugänglich gemacht, um insbesondere einen Übergang in die Regelversorgung zu ermöglichen und auch andere ähnliche telemedizinische Projekte zu unterstützen.[168] Damit kann „TELnet@NRW" beispielhaft für eines von vielen aktuell laufenden telemedizinischen Projekten herangezogen werden. Es zeigt sich darüber hinaus auch in diesem Projekt, dass der Evaluation viel Aufmerksamkeit geschenkt wird und die telemedizinischen Projektinitiatoren in Deutschland erkannt haben, dass diese Komponente von großer Bedeutung ist. Nicht nur für den Einzug in die Regeversorgung, sondern auch für die Überwindung der viel kritisierten Insellösungen.

Ein weiteres Projekt, das ebenfalls zu den seit 2016 geförderten Projekte des Innovationsausschusses des G-BA zählt, ist das in Baden-Württemberg in der Er-

---

[168] Vgl. telenet.nrw 2017

probung befindliche **„TeleDerm"** Projekt.[169] Hierbei handelt es sich um die Umsetzung telemedizinischer Anwendungen, die entgegen der bisher vorgestellten Projekte ausschließlich auf die hausärztliche Versorgung, genauer gesagt, die Dermatologen abzielen. Ziel des Projekts ist es dabei, die Versorgung von Patienten mit Hauterkrankungen in der hausärztlichen Versorgung durch telemedizinische Konsile zu verbessern. Dafür wird in zunächst 50 Hausarztpraxen in Baden-Württemberg ein teledermatologisches Konsilsystem implementiert. Die übermittelten Informationen werden von Dermatologen gesichtet und bewertet und die anschließende Diagnose wird zusammen mit Empfehlungen über das Telekonsilsystem an den Hausarzt wieder zurückgemeldet.[170] Nach einer einjährigen Testphase soll schließlich geschaut werden, ob die Versorgung von Patienten mit Hauterkrankungen im neuen Versorgungsmodell schneller und effizienter ohne Qualitätsverlust ist als in der Regelversorgung. Dieser Vergleich hebt das „TeleDerm" Projekt von den bisher vorgestellten ab, da es erstmals konkrete Vergleiche mit dem bisherigen Status quo in der Regelversorgung anstellt und auf dieser Grundlage eine Entscheidung zur Implementierung trifft. Neben der Anzahl an Überweisungen zum Dermatologen werden dabei als Kriterien auch die Behandlungsergebnisse, die Patientenzufriedenheit und die Akzeptanz bei Arzt und Patienten herangezogen. Insgesamt wird das Projekt über drei Jahre mit insgesamt ca. zwei Millionen Euro gefördert und kann im Erfolgsfall bundesweit übertragen werden, da seine Struktur recht simpel und der Detaillierungsgrad recht überschaubar ist. Denkbar ist daher darüber hinaus auch eine Ausweitung auf weitere medizinische Berufsgruppen und Krankheitsgebiete, bei denen Bildaufnahmen bei der Diagnosestellung besonders wichtig sind.[171] Mit dem „TeleDerm" Projekt steht also eine telemedizinische Bestrebung im Rahmen der hausärztlichen Versorgung im Raum, was im weiteren Verlauf dieser Arbeit von Bedeutung ist, da auch das im Folgenden betrachtete Projekt „TeleArzt" in diesem Bereich angesiedelt ist.

---

[169] Vgl. Geförderte Projekte des Innovationsausschusses des G-BA 2016
[170] Vgl. Staeck 2017
[171] Vgl. Innovationsausschuss des G-BA 2017

7 Das Projekt „TeleArzt"

Im Folgenden steht das Projekt „TeleArzt" im Fokus dieser Arbeit, was nicht zwangsläufig bedeutet, dass es ein besonders erfolgreiches und herausstechendes telemedizinisches Projekt ist. Vielmehr wurde dieses Projekt aufgrund der Tatsache ausgewählt, dass der Autor dieser Arbeit im Jahr 2015 erstmalig mit dem Projekt und seinem Initiator, Dr. Thomas Assmann, in Kontakt kam. Im Rahmen eines Meetings der Gesundheitsregion Köln-Bonn, die sich als branchenweites umfassendes Netzwerk von Unternehmen, Einrichtungen und Verbänden des Gesundheitswesens in Nordrhein-Westfalen und darüber hinaus versteht,[172] kam dieser Kontakt zu Stande und das Interesse an der weiteren Entwicklung des Projekts „TeleArzt" entwickelte sich beim Autor. Im weiteren Verlauf wurde das Projekt mit großem Interesse verfolgt und bis zum heutigen Tag begleitet. Daher soll im Rahmen dieser Arbeit eben genau dieses Projekt genauer betrachtet werden und die Entwicklungen und der aktuelle Stand gewürdigt werden.

7.1 Idee und Entstehung

Eine immer älter werdende Gesellschaft, immer mehr chronische Erkrankungen, weniger Hausarztpraxen und der steigende Bedarf an Hausbesuchen sind allesamt Probleme und Herausforderungen, denen die Medizin und das Gesundheitswesen in den kommenden Jahren gegenübersteht und die bereits ausführlich in Kapitel 1 dieser Arbeit thematisiert wurden. Demnach ist es auch nicht verwunderlich, dass Dr. Thomas Assmann als Initiator des „TeleArzt" Projekts genau an diesen Problemen ansetzen wollte und begann nach Lösungen zu suchen.[173] Der im oberbergischen Lindlar ansässige Hausarzt wollte und will auch immer noch die Versorgung der Patienten in ländlichen Regionen zu verbessern, ohne die Belastung der Ärzte dabei zu erhöhen. Dabei sollen gemeinsam vorhandene Strukturen für die Hausarztpraxis besser nutzbar gemacht werden und die ambulante Versorgung sichergestellt werden.[174] Das Projekt „TeleArzt" wurde dabei natürlich nicht allein von Dr. Thomas Assmann auf die Beine gestellt und umgesetzt. Als Partner stehen Assmann der Mannheimer Telemedizin-Dienstleister Vitaphone und der Deutsche Hausärzteverband zur Seite, die gemeinsam mit

---

[172] Vgl. Gesundheitsregion Köln-Bonn

[173] Vgl. aerzteblatt.de 2017

[174] Vgl. Pöggeler 2016 S. 42 f

Assmann die TAG TeleArzt GmbH gegründet haben und damit die Kompetenzen und Kräfte bündeln wollen, um so der Tatsache entgegenzutreten, dass sich der Innovationsfonds des G-BA gegen eine Unterstützung des „TeleArzt" Projekts entschieden hat. Darüber hinaus ist seit Beginn an die GWQ Service Plus AG an der Umsetzung des Projekts beteiligt.[175] Diese hauptsächlich von Betriebskrankenkassen gegründete Gesellschaft hat es eigentlich zum Ziel Krankenkassen bei der Verbesserung der Wirtschaftlichkeit und Qualität ihres Leistungsangebots zu unterstützen, bündelt aber auch die Interessen von Kunden und Aktionären, um auf dieser Basis neue Versorgungsangebote zu entwickeln oder Leistungen besonders wirtschaftlich einzukaufen. Daher begründet sich auch die Unterstützung des Projekts „TeleArzt", was unter dem Gesichtspunkt der Ziele von besonderer Bedeutung ist. Das Projekt hatte damit von Anfang an einen äußerst starken und anerkannten Partner von Seiten der Krankenkassen und konnte den Einstieg in Vergütungsverhandlungen und Fragen zu Regelleistungen unmittelbar in die Hände von Experten geben und sich dadurch einzig und allein auf die Qualität der angebotenen Leistungen konzentrieren.[176] Ebenso verhielt es sich mit der technischen Komponente des Projekts, die bei dem Partner Vitaphone ebenfalls in sehr erfahrenen Händen lag. Aus diesen beiden Gründen und dem stetig begeisterten Einsatz von Dr. Thomas Assmann konnte sich das Prjekt innerhalb weniger Jahre auf ökonomisch, rechtlich und technisch sicher Beine stellen und zahlreiche Etappenziele erreichen und den Start vorbereiten. Dr. Thomas Assmann ging dabei aus Überzeugung sogar so weit, dass er anderthalb Jahre lang die Pilotphase auf eigene Kosten laufen ließ und keinerlei Vergütung für die Leistungen im Rahmen des „TeleArzt" Projekts bekam. Welche Leistungen dies genau sind und wie das Projekt in der Ausführung funktioniert, soll im Folgenden erläutert werden.

7.2 Bestandteile, Aufbau und Ablauf

Die wichtigsten Bestandteile des „TeleArzt" Projekts sind zum einen speziell weitergebildete Versorgungsassistentinnen in der Hausarztpraxis (VERAHs), auf die im folgenden Kapitel noch genauer eingegangen wird und zum anderen die Ausstattung eben dieser VERAHs, die aus einem Rucksack samt 3-Kanal-EKG, Pulsoximeter, Blutdruck- und Blutzuckermessgerät, Waage und Spirometer besteht

---

[175] Vgl. Pressemitteilung der TAG TeleArzt GmbH 2017
[176] Vgl. GWQ ServicePuls AG 2017

und durch einen Tablet PC ergänzt wird.[177] In der bereits erwähnten anderthalbjährigen Pilotphase begaben sich die VERAHs mit ihrem Rucksack auf Hausbesuche bei den Patienten von Dr. Assmann und führten zahlreiche Untersuchungen im Rahmen der zur Verfügung stehenden Gerätschaften aus. Dabei waren Patienten aus unterschiedlichsten Krankheitsbereichen von Herz-Kreislauf-Erkrankungen über COPD und Schlaganfälle bis zu psychischen Erkrankungen in Behandlung. Die Behandlung bzw. die Konsultation der, von Dr. Assmann so genannten, Tele-VERAH läuft dabei immer ähnlich ab. Die jeweiligen Vitalwerte werden überprüft und eingetragen und der Patient wird in das Prozedere eingebunden. Besteht von Seiten der Tele-VERAH, aufgrund der Vitalwerte oder anderen Gründen, oder von Seiten des Patienten Bedarf für eine Konsultation des Arztes, kann dieser via Tablet PC hinzugeschaltet werden. In einer folgenden Video-Konferenz kann der Arzt Empfehlungen zur weiteren Behandlung geben, die Werte, welche ihm bereits übermittelt wurden, erklären und deuten und so der Tele-VERAH zur Seite stehen und den Patienten ohne den Aufwand mehrere Stunden Fahrzeit beraten und helfen.[178] Wichtig ist an dieser Stelle nochmal zu erwähnen, dass der Arzt keine der eigenen Aufgaben an die Tele-VERAH abgeben kann. Die VERAHs auf Hausbesuch erheben beim Patienten lediglich Vitaldaten, die dann verschlüsselt per Bluetooth über das Mobiltelefon direkt in die Praxis zum betreuenden Hausarzt gesendet werden. Dort werden sie entschlüsselt und gespeichert. Er hat den alleinigen Datenzugriff und die ihm vorliegenden Daten unterliegen, wie sämtliche Patientendaten, der ärztlichen Schweigepflicht. Die Verantwortung für sämtliche Maßnahmen liegt ausschließlich beim betreuenden Hausarzt. Damit der beschriebene Prozess und der Einsatz der Tele-VERAH aber überhaupt von statten gehen kann, muss der Patient zuvor einmal in der Praxis des „TeleArzt“ nutzenden Arztes persönlich erscheinen, um erstens dieser Form der Folgebehandlung zuzustimmen und zweitens dem Fernbehandlungsverbot zu entsprechen. Diese schreibt nämlich vor, dass der Arzt den Patienten mindestens persönlich behandelt haben muss, um anschließende Leistungen in diesem Rahmen zu erbringen. Ist dies jedoch geschehen, muss der Patient den teils langen und anstrengenden Weg zum Arzt nicht mehr in Kauf nehmen, da die Tele-VERAH

---

[177] Vgl. E-HEALTH-COM, o.V. 2015
[178] Vgl. Enders 2015

zu ihm kommt und die Prozeduren wie beschrieben durchführt.[179] Was genau eine VERAH ist soll im Folgenden kurz beschrieben werden.

7.3 VERAH im Fokus

Die VERAH hat im „TeleArzt" Projekt eine substanzielle Bedeutung und nimmt die Position der ausführenden Kraft im Rahmen der telemedizinischen Konsultation ein, weshalb an dieser Stelle kurz erklärt werden muss, was eine VEARH genau ist. Nach der Definition des Deutschen Hausärzteverbandes, der sich für die VERAHs verantwortlich zeichnet, ist die Versorgungsassistentin in der Hausarztpraxis eine Weiterbildungsmaßnahme für Medizinische Fachangestellte in der Hausarztpraxis. Sie wird durchgeführt vom Institut für hausärztliche Fortbildung im Deutschen Hausärzteverband e.V. und gemeinsam mit dem Verband medizinischer Fachberufe e.V. entwickelt. Ziel ist es dabei, die Hausarztpraxis als zentralen Ort der Versorgung zu stärken, die Berufszufriedenheit der Medizinischen Fachangestellten zu steigern und die Hausärzte durch hochqualifizierte Unterstützungsleistungen zu entlasten. Die VERAH soll den Hausarzt somit in den Bereichen Impfmanagement, Medikationsmanagement, Wundmanagement, bei Hausbesuchen und der Verwaltungsarbeit unterstützen.[180] Innerhalb der Fortbildung, die sich sowohl aus theoretischen als auch aus praktischen Elementen zusammensetzt, werden die VERAHs speziell für die in der Hausarztpraxis anfallenden, nichtärztlichen Tätigkeiten weiterqualifiziert und eignen sich damit unter anderem Know-how in den Bereichen Case-, Wund- und Praxismanagement an. Die erweiterten Kompetenzen befähigen die VERAH in der Folge schließlich dazu, unterschiedliche, vom Hausarzt delegierte Aufgaben zu übernehmen. Dabei bilden Hausbesuche, wie bereits angedeutet, einen wichtigen Schwerpunkt ihrer täglichen Arbeit. Dies ist gerade in ländlichen Regionen entscheidend, wo Hausarztpraxen mobil sein müssen, um Patientinnen und Patienten auch zuhause zu erreichen. Indem alle Kompetenzen in der Hausarztpraxis gebündelt bleiben, wird diese als zentraler Ort der Versorgung gestärkt. Die Patienten werden vom vertrauten Praxispersonal betreut und versorgt, was eine noch intensivere hausärztliche Versorgung möglich macht. Die VERAHs werden bundesweit, von allen Ärztekammern und den Kassenärztlichen Vereinigungen, als Qualifikationsabschluss in

---

[179] Vgl. Beneker 2017 S. 1
[180] Vgl. Deutscher Hausärzteverband 2017

der ambulanten Versorgung anerkannt und sind inzwischen deutschlandweit und eben auch im „TeleArzt" Projekt im Einsatz.[181] Welche Aufgaben sie im Projekt dabei übernehmen wurde bereits in Kapitel 7.2 beschrieben und wie es für sie und das Projekt „TeleArzt" im Allgemeinen aussieht soll im Folgenden betrachtet werden.

7.4 Status Quo und Ausblick

Nachdem das „TeleArzt" Projekt, wie bereits in Kapitel 7.1 erwähnt, nicht vom Innovationsfonds des G-BA unterstützt wurde, konnten nichtsdestotrotz weitreichende Vorhaben des Projekts umgesetzt und in die Gesundheitsversorgung einiger Bundeländer integriert werden. Wie der aktuelle Stand (Ende 2017) genau aussieht soll nun im Folgenden beschrieben werden und darüber hinaus ein Ausblick zu möglichen weiteren Entwicklungen gegeben werden.

Der vielleicht größte Meilenstein in der noch jungen Geschichte des Projekts ist der Einsatz der Tele-VERAHs in nunmehr fünf Regionen. So können sich seit dem 01. Juli 2017 Versicherte in den Pilotregionen Nordrhein, Westfalen-Lippe, Rheinland-Pfalz, Hessen und Bayern für das Versorgungsprogramm „TeleArzt" einschreiben, vorausgesetzt ihr jeweiliger Hausarzt oder ein anderer in ihrer Region bietet es an und nutzt es. Dies bedeutet gleichzeitig auch, dass die Krankenkassen, die über die GWQ ServicePlus AG gebündelt werden und die bereits beteiligten privaten Krankenversicherungen die Leistungen des Projekts ab dem 01. Juli 2017 vergüten werden. Insgesamt konnten bisher also Verträge mit dem Bundesverband der Privatkrankenkassen, den Betriebskrankenkassen (50 Kassen der GWQ ServicePlus AG) und den Landeskrankenkassen in Hessen, Bayern, Rheinland-Pfalz und Nordrhein-Westfalen unterzeichnet werden.[182] Damit ist der für die Hausärzte wichtigste Punkt bereits geklärt bzw. zu einem Großteil in die Wege geleitet und Ablehnung aufgrund von Kostengründen kann nicht mehr so einfach ins Feld geführt werden. Dies äußert sich bereits in der Tatsache, dass Dr. Assmann bereits zum Ende des Jahres 2017 bis zu 800 Ärzte mit Projektbeteiligung vermutet und Ende 2018 sogar von 1800 Ärzten ausgeht.[183]

---

[181] Vgl. Schmidt 2009 S. 231
[182] Vgl. GWQ ServicePuls AG 2017
[183] Vgl. Corssen 2017

Die Voraussetzung für die Teilnahme am „TeleArzt" Projekt besteht bei den Ärzten darin, dass sie auch an dem Vertrag zur Hausarztzentrierten Versorgung der GWQ ServicPlusAG teilnehmen. Versicherte dagegen können sich, wie bereits erwähnt, unabhängig von einer Teilnahme am Hausarztvertrag ab 1. Juli 2017 in den Vertrag einschreiben. Demnach müssen Ärzte, die das System jetzt in ihrer Praxis adaptieren wollen, die Rucksäcke kaufen und ihre VERAHs entsprechend fortbilden, können aber nach diesem einmaligen Investment mit dem vereinbarten Honorar rechnen. Die Kassen lassen sich den Service schließlich wie erwähnt etwas kosten. Das Honorar kann sich dabei bis auf 110,00 Euro pro Patient und Quartal plus Zuschlag ab dem 6. Besuch im Quartal und Präventionszuschlag summieren und so dem Arzt sogar zusätzliche Einnahmen ermöglichen.[184]

Neben der Vergütung durch die bereits beteiligten Krankenkassen konnte dank des Partners Vitaphone auch der technische Aspekt inzwischen reibungslos gestaltet werden, sodass das Projekt auf dieser Ebene keinerlei Probleme bietet. Anfängliche Komplikationen bei der Videozuschaltung des Hausarztes konnten überwunden und ausgebessert werden, sodass die Anwendungen des Projekts nun technisch einwandfrei ein- und umgesetzt werden können.[185] Neben diesen beiden unabdingbar zu klärenden, substanziellen Punkten eines jeden telemedizinischen Projekts ist zu guter Letzt auch das Feedback zum „TeleArzt" Projekt mehr als gut und viele Beteiligte und Player im Gesundheitswesen sehen eine große Zukunft für Dr. Assmanns Bestrebungen. So wurde es erst kürzlich mit dem Telematik-Award 2017 ausgezeichnet und setzte sich dabei gegen 123 andere, eingereichte Projekte durch und überzeugte die hochkarätig besetzte Jury aus Hochschullehrern und Praktikern auf der Internationalen Funkausstellung in Berlin, wo der Preis vergeben wurde.[186] Ebenso begeistert von dem Projekt zeigt sich die rheinland-pfälzische Gesundheitsministerin Sabine Bätzing-Lichtenthäler samt ihrer versammelten Kollegen und Mithörer auf der gemeinsame Frühjahrstagung des Deutschen Hausärzteverbandes und des Hausärzteverbandes Rheinland-Pfalz in Mainz im Mai 2017. Zum Projekt „TeleArzt" befragt gab sie folgendes zu Protokoll. „Dies ist ein weiterer sinnvoller Schritt zur Stärkung und Sicherung der hausärztlichen Versorgung, die wir uns gemeinsam mit dem Hausärztever-

---

[184] Vgl. Beneker 2017 S. 2
[185] Vgl. Lenzen 2017
[186] Vgl. Pressemitteilung der TAG TeleArzt GmbH 2017

band und weiteren Partnern bereits vor vielen Jahren in Rheinland-Pfalz auf die Fahnen geschrieben haben und mit vielfältigen Maßnahmen umsetzen."[187] Zuletzt zeigte sich noch die Gesundheitsministerin Nordrhein-Westfalens, Barbara Steffens überzeugt von dem Projekt und ließ verlauten, dass das Tele-Arzt-Projekt zeige, wie die medizinische Versorgung trotz drohendem Fachkräftemangel dank moderner Technik deutlich verbessert werden könne, ohne dass die Menschlichkeit auf der Strecke bleibe. Älteren Patienten bleibe der oft mühevolle Weg in die Arztpraxis dank des „TeleArzt" Projekts erspart, Hausärzte können viel mehr ihrer Patienten zu Hause erreichen, Rettungsdiensteinsätze, Krankentransporte und Krankenhausaufenthalte können reduziert werden, Lebensqualität gewonnen werden und gleichzeitig sogar Kosten für das Gesundheitssystem gemindert werden.[188]

Damit wird deutlich, dass das Projekt „TeleArzt" nicht nur auf rechtlich, technisch und ökonomisch soliden Säulen aufbaut, sondern auch einen breiten Rückhalt in der Politik und dem gesamten Gesundheitswesen genießt und für die Zukunft bestens aufgestellt ist. Der Initiator und die weiterhin treibende Kraft hinter dem Projekt, Dr. Assmann sieht auf jeden Fall gute Aussichten für die Zukunft und hofft auf weitere Meilensteine und Fortschritte, die sich dann auch bundesweit bemerkbar machen und durchsetzen. Dr. Assmann glaubt, dass das Projekt in Zukunft und auch schon heute viele Krankenhauseinweisungen verhindern könne. Wo bislang oft der Rettungswagen gerufen würde, wenn kein Arzt erreichbar sei, der den Patienten in eine Klinik bringe, könne dies durch die Vernetzung der VERAH mit dem Hausarzt zumindest teilweise vermieden werden. Würde jede Versorgungsassistentin nur einen einzigen Notfalltransport in die Klinik pro Monat verhindern, ließen sich bundesweit 84 Millionen Euro jährlich sparen, rechnet Aßmann vor. Der Patient kann darüber hinaus in Zukunft zusätzlich durch ein Vitaldatenmonitoring begleitet werden, das den Behandlungsverlauf besonders bei Patienten mit chronischen Erkrankungen unterstützt.[189] So wird deutlich, dass Dr. Assmann weiterhin am „TeleArzt" Projekt feilt und auch in Zukunft zahlreiche Optimierungen und Verbesserungen geplant sind, um die telemedizinisch gestützte hausärztliche Versorgung weiter voranzubringen und nach Möglichkeit auf ein

---

[187] Vgl. Pressemitteilung des Deutschen Hausärzteverbands 2017
[188] Vgl. aerzteblatt.de 2017

[189] Vgl. Enders 2015

neues Niveau zu heben. Genau diese akribische Arbeit und Entwicklung sollte beispielhaft für die deutsche Telemedizin-Landschaft gelten, die im Folgenden im
Rahmen des Fazits dieser Arbeit noch einmal abschließend beleuchtet werden
soll.

8 Fazit und Ausblick

Nachdem die Entwicklung der Telemedizin, mit dem klarem Fokus auf Deutschland, betrachtet wurde und der Stand der Telemedizin in Deutschland im Jahr 2016 aufgezeigt und anhand beispielhafter, telemedizinischer Projekte untermalt wurde, soll im Folgenden zuerst zusammengefasst werden wie es um die Telemedizin in Deutschland steht und im Anschluss daran ein Ausblick, auf das was in Zukunft geschehen kann und muss, gewährt werden.

Die deutsche Telemedizin-Landschaft steht, den Ausführungen dieser Arbeit nach zu urteilen, nicht gänzlich so schlecht da, wie es in manch anderen Fachmagazinen oder von manch anderen Experten immer wieder versucht wird zu kommunizieren. Zwar müssen in Deutschland aktuell noch zahlreiche Herausforderungen und Probleme gemeistert werden, doch die zahlreichen Projekte samt aller daran Beteiligten haben den Auftrag erkannt und arbeiten für eine ganzheitliche, effiziente und erfolgreiche Implementierung telemedizinischer Lösungen und Anwendungen über alle medizinischen Bereiche hinweg. Dieses Erkennen scheint offensichtlich auch bei der Bundesregierung bzw. beim Bundesministerium für Gesundheit eingetreten zu sein. Seine Bemühungen zur telemedizinischen Implementierung im deutschen Gesundheitswesen haben sich mit dem E-Health-Gesetzt, der E-Health-Initiative und der Fokussierung auf die Telematikinfrastruktur deutlich verbessert im Vergleich zu den Jahren 2000 bis 2011/12. Aus dem Fiasko rund um die Einführung der eGK hat man auf Bundesebene gelernt und zahlreiche Institutionen geschaffen oder unterstützt, die ihr Know-how und ihr Expertenwissen auf dem Feld der Telemedizin bündeln und damit wesentliche Synergieffekte generieren und zeitgleich auch nutzen können. Von diesen Institutionen profitieren alle engagierten Player im Gesundheitswesen und speziell im telemedizinischen Umfeld. Fördergelder werden inzwischen gezielter und sinnvoller verteilt und so zahlreiche Projekte (169 Stück Ende 2017 allein im Deutschen Telemedizinportal der gematik gelistet) unterstützt. Mit der erstmaligen Lockerung des Fernbehandlungsverbots in Baden-Württemberg gibt der Gesetzgeber darüber hinaus erstmals seinen bisher starren Kurs auf und öffnet die Tür für ein Zusammenspiel aus Telemedizin und ganzheitlicher Versorgung in Deutschland. Neben den rechtlichen Entwicklungen finden auch immer mehr positiv zu bewertende ökonomische Entwicklungen statt. Hierbei lassen sich immer mehr Krankenkassen zusammen mit den Initiatoren und Beteiligten der jeweiligen Projekte auf eine Vergütung der telemedizinischen Leistungen und Anwendungen ein und ebnen somit den Weg für die Telemedizin in die Regelversorgung.

Nichtsdestotrotz liegt Deutschland bei der Anwendung telemedizinischer Lösungen noch unter dem europäischen Durchschnitt und verstrickt sich in den verschiedenen Projektvorhaben noch zu häufig in die viel bemängelten Insellösungen. Diese gilt es mit Hilfe der angekündigten Telematikinfrastruktur, den Zielvorhaben der E-Health-Initiative und weiterer gebündelter Ressourcen und Anstrengungen zu minimieren, um so schließlich den Rückstand zu Großbritannien und den skandinavischen Ländern aber auch den USA oder Israel zu verringern und diesen möglichst ebenbürtig zu begegnen. Schließlich wird der Gesundheitsmarkt, wie beschrieben, zum Wachstumsmotor des 21. Jahrhunderts werden und daher wird auch die Telemedizin zu einem der wichtigsten Felder im Gesundheitswesen aufsteigen. Will man am Standort Deutschland also weiterhin wettbewerbsfähig bleiben und die bestmögliche Gesundheitsversorgung ökonomisch erfolgreich anbieten, gilt es die angesprochenen Herausforderungen zu meistern. Es steht nämlich außer Frage, dass die Telemedizin weltweit weiterhin wachsen wird und laut der StartUp-Health-Studie aus dem Jahr 2017 der Telemedizinmarkt im Jahr 2018 schon ein Volumen von knapp 4,5 Milliarden US-Dollar erreichen wird.[190] Ebenso wird die Zahl der Telemedizin-Patienten weltweit bis 2018 auf über sieben Millionen anwachsen, wenn man der gleichen Studie Glauben schenkt. Die Roland-Berger-Studie „Digital and disrupted: All Change for healthcare" geht sogar von einem Wachstum des digitalen Gesundheitsmarktes bis 2020 auf über 200 Milliarden US-Dollar aus, wobei der Markt in dieser Studie wesentlich weiter gefasst wurde, hier aber nichtsdestotrotz noch mehr Potenzial gerade für die Telemedizin gesehen wird.[191] Demnach wird der Bedarf an telemedizinischen Lösungen und Anwendungen immer weiter zunehmen und eben diese werden den deutschen Gesundheitsmarkt in Zukunft in einem großen, nicht zu verachtenden Maße beeinflussen. Welchen Stellenwert das Thema Telemedizin dabei in Deutschland hat wurde zuletzt anhand der Aussagen der Bundeskanzlerin Angela Merkel deutlich. Merkel machte auf dem Digital-Gipfel der Bundesregierung im Juni auf die Vorteile digitaler Anwendungen im Gesundheitswesen aufmerksam und informierte sich dabei über die Vorteile der Tele-Intensivmedizin im Rahmen einer Live-Demonstration, die ihr einen unmittelbaren Einblick in die Möglichkeiten telemedizinischer Anwendungen lieferten.[192]

---

[190] Vgl. StartUp Health 2017 S. 22

[191] Vgl. Roland-Berger-Studie 2016

[192] Vgl. Strotbaum 2017

Darüber hinaus sprach sich die Bundeskanzlerin für die Nutzung telemedizinischer Services aus, als sie in ihrem monatlichen Video-Podcast am 09. Juli 2017 nicht nur die zügige Einführung der elektronischen Gesundheitsakte forderte, sondern vielmehr noch einen schnelleren Weg telemedizinischer Leistungen und Anwendungen in die Regelversorgung für wünschenswert erachte. Man sieht also, dass die Bundeskanzlerin im Bilde ist um die Probleme und Herausforderungen und Deutschland und dieses Thema definitiv auf der Agenda der Bundesregierung steht.[193] Zuletzt stand das Thema Telemedizin auch wieder bei den Gesundheitsministern der Länder im Fokus, als sich auf der 90. Gesundheitsministerkonferenz in Bremen alle Minister inklusive des Bundesgesundheitsministers Hermann Gröhe einige waren, dass der Ausbau der Telemedizin in Deutschland notwendig ist. Hierzu formulierten sie Forderungen, die im Überblick folgendes enthielten.

- Die Verfahrensordnung des Gemeinsamen Bundesausschusses (Kapitel 2 § 13 Absatz 2) in Hinblick auf den Nutzennachweis telemedizinischer Anwendungen soll präzisiert werden, um dadurch einen praktikablen methodischen Rahmen zur Evaluation der Telemedizin zu eröffnen und die Verfahren zu beschleunigen.

- Der Bewertungsausschuss den durch § 87 Absatz 2a Satz 8 SGB V erteilten Auftrag soll zeitnah umgesetzt und telemedizinische Anwendungen in den einheitlichen Bewertungsmaßstab (EBM) integriert werden

- Der Ordnungsrahmen für die Weiterentwicklung des stationären Vergütungssystems (bspw. neue Untersuchungs- und Behandlungsmethoden nach § 6 Absatz 2 KHEntgG) soll so angepasst werden, dass telemedizinische Verfahren in der Fläche angewendet und finanziert werden können.

- Projekte aus dem Innovationsfonds sollen bei nachgewiesenem Nutzen in die Regelversorgung überführt werden, um dadurch eine zentrale Voraussetzung für die bundesweite Nutzung zu schaffen.

- Über das gemäß § 291e SGB V durch die gematik betriebene Informationsportal soll Transparenz über aussichtsreiche Entwicklungen in der Telemedizin hergestellt werden und die Länder sowie die DGTeleMed sollen verantwortlich an der Weiterentwicklung des Informationsportals beteiligt werden.

---

[193] Vgl. Video-Podcast der Bundeskanzlerin vom 09. Juli 2017

An diesen Forderungen wird deutlich, dass die Verantwortlichen genau die Punkte angehen wollen, die im Rahmen dieser Arbeit angesprochen wurden. So geht es schließlich um eine erfolgreiche und sinnvolle Integration telemedizinischer Leistungen und Anwendungen in die Regelversorgung, die damit verbundene Vergütung über den einheitlichen Bewertungsmaßstab, die dafür notwendige Evaluation der Telemedizin und die Bündelung von Expertenwissen zur Nutzung und Generierung von Synergieeffekten.[194] Können all diese Punkte dann nicht nur von Seiten der Regierung, sondern von allen Playern im Gesundheitswesen umgesetzt und in die Wege geleitet werden, kann es in Deutschland gelingen, die Telemedizin in den nächsten Jahrzehnten erfolgreich und über weite Strecken der medizinischen Versorgung zu etablieren und einzuführen. Dies sollte schließlich das Ziel sein, um eine bestmögliche Gesundheitsversorgung in Deutschland sicherzustellen.

---

[194] Vgl. Beschlüsse der 90. Gesundheitsministerkonferenz 2017

Literaturverzeichnis

90. Gesundheitsministerkonferenz, o.V. TOP: 3.1 Förderung der Telemedizin und Einführung elektronischer Patientenakten zur Umsetzung des E-Health-Gesetzes (2017), http://www.dkgev.de/media/file/53061.Anlage1_Beschluesse_der_Gesundheitsministerkonferenz_der_Laender_2017_in_Bremen.pdf (zuletzt abgerufen am 03.11.2017)

aerzteblatt.de, o.V. Telemedizin in Bayern: Wichtiger Beitrag zur Versorgung (2013), https://www.aerzteblatt.de/nachrichten/53674/Telemedizin-in-Bayern-Wichtiger-Beitrag-zur-Versorgung (zuletzt abgerufen am 30.11.2017)

aerzteblatt.de, o.V. Telemedizinische Unterstützung von Hausbesuchen startet in vier Bundesländern (2017), https://www.aerzteblatt.de/nachrichten/74462/Telemedizinische-Unterstuetzung-von-Hausbesuchen-startet-in-vier-Bundeslaendern (zuletzt abgerufen am 03.12.2017)

AG Telemedizin der Bundeärztekammer, o.V. Telemedizinische Methoden in der Patientenversorgung – Begriffliche Verortung (1997), http://www.bundesaerztekammer.de/fileadmin/user_upload/downloads/pdf-Ordner/Telemedizin_Telematik/Telemedizin/Telemedizinische_Methoden_in_der_Patientenversorgung_Begriffliche_Verortung.pdf (zuletzt abgerufen am 30.11.2017)

Arnold, K. / Scheibe, M. / Müller, O. / et al. Grundsätze für die Evaluation telemedizinischer Anwendungen – Ergebnisse eines systematischen Reviews und Konsens-Verfahrens (2016), in: ZEFQ - Zeitschrift für Evidenz, Fortbildung und Qualität im Gesundheitswesen, Jg. 117, November

Arnold, R. Ein normativ begründetes Modell für die Krankenversicherung in Deutschland (2006), in: Berichte aus der Volkswirtschaft, Aachen

ÄrzteZeitung, o.V. Telehealth Ostsachsen - Pioniere beim Datenaustausch (2014), https://www.aerztezeitung.de/praxis_wirtschaft/e-health/telemedizin/article/872774/telehealth-ostsachsen-pioniere-datenaustausch.html (zuletzt abgerufen am 30.11.2017)

Audebert, H. / et al. Effects of the implementation of a telemedical stroke network: the Telemedic Pilot Project for Integrative Stroke Care (TEMPiS) in Bavaria, Germany (2006), in: The Lancet Neurology, Jg. 5, Nr. 9

BARMER, o.V. Digitales Gesundheitswesen (2017), https://www.barmer.de/gesundheitscampus/gesundheitswelten/gesellsc haft/barmer-digital/digitale-gesundheit-30734 (zuletzt abgerufen am 30.11.2017)

Bauer, M. Telemedizin in Deutschland und Europa (2016), http://www.mt-medizintechnik.de/telemedizin-in-deutschland-und-europa/ (zuletzt abgerufen am 30.11.2017)

Bayerische TelemedAllianz, o.V. Anwendungsgebiet Telekonsultation (2017), http://www.telemedallianz.de/witm_an_konsultation.html (zuletzt abgerufen am 30.11.2017)

Beckers, R. Status quo und Potenzial der Telemedizin in Deutschland (2017), in: AINS – Anästhesiologie Intensivmedizin Notfallmedizin Schmerztherapie, Jg. 52, Nr. 2, Stuttgart

Beckers, R. Telemedizin zur Sicherstellung der Versorgung im ländlichen Raum (2014), in: Tagung zur „Gesundheit im ländlichen Raum" des Zentrums für Telematik und Telemedizin GmbH, Bochum, http://www.architektur.uni-sie-gen.de/aktuelles/vortragsreihen/mastersymposium2013/pdf/ag2_becke rs.pdf (zuletzt abgerufen am 30.11.2017)

Beneker, C. Seit 1. Mai gibt es den „TeleArzt": Mit Tablet PC und Telefon – Tele-VERAHs auf Hausbesuch (2017), in: Medscape, https://deutsch.medscape.com/artikelansicht/4906010#vp_1 (zuletzt abgerufen am 03.12.2017)

Berié, H. / Fink, U. Grundlohnentwicklung und Ausgaben der GKV (2003), Gutachten im Auftrag des AOK-Bundesverbandes, Berlin

Bitkom Digital Health Umfrage (2016), https://www.bitkom.org/Presse/Anhaenge-an-PIs/2016/Bitkom-Pressekonferenz-Digital-Health-15-09-2016-Praesentation-final.pdf (zuletzt abgerufen am 30.11.2017)

Brauns, H.-J. / Loos, W. Telemedizin in Deutschland (2015), in: Bundesgesundheitsblatt, Jg. 58, Nr. 10, Heidelberg

Burchert, H. E-Health = E-Commerce + Gesundheit? Eine Begriffsabgrenzung und -bestimmung (2002), in: Electronic Business und Mobile Business: Ansätze, Konzepte und Geschäftsmodelle, Wiesbaden

Busse, R. eHealth Grundlagen – Telemedizin (2016), http://www.mig.tu-ber-lin.de/fileadmin/a38331600/2016.teaching.ws/eHealth/eHealth_VL10_T elemedizin.pdf (zuletzt abgerufen am 30.11.2017)

Corssen, S. Modellprojekt aus Lindlar Telelandarzt startet ab 1. Mai in NRW (2017), in: Kölnische Rundschau, Interview mit Dr. Thomas Assmann, https://www.rundschau-online.de/region/oberberg/wipperfuerth/modellprojekt-aus-lindlar-telelandarzt-startet-ab-1--mai-in-nrw-26235552 (zuletzt abgerufen am 03.11.2017)

Craig, J. / Petterson, V. Introduction to the practice of telemedicine (2005), in: Journal of Telemedicine and Telecare, Jg. 11, Nr. 1

Der Freie Zahnarzt, o.V. Exorbitante Kosten (2017), Jg. 61, Nr. 11, Berlin, Heidelberg

Deutsche Diabetes Gesellschaft (DDG), o.V. Gesundheitsbericht Diabetes 2017 – Erreichtes und Unerreichtes (2017)

Deutsche Gesellschaft für Neurologie, o.V. Leitlinien für Diagnostik und Therapie in der Neurologie – Akuttherapie des ischämischen Schlaganfalls (2012), https://www.dgn.org/images/red_leitlinien/LL_2012/pdf/ll_22_2012_ak uttherapie_des_ischmischen_schlaganfalls_update.pdf (zuletzt abgerufen am 30.11.2017)

Deutsche Gesellschaft für Telemedizin e.V., o.V. Definition der Telemedizin (2017), http://www.dgtelemed.de/de/telemedizin/ (zuletzt abgerufen am 03.12.2017)

Deutscher Hausärzteverband e.V., o.V. VERAH – Versorgungsassistentin in der Hausarztpraxis (2017), https://www.hausaerzteverband.de/cms/Fortbildungen-fuer-MFA.394.0.html (zuletzt abgerufen am 03.12.2017)

Deutscher Hausärzteverband e.V., o.V. Pressemitteilung zur gemeinsamen Frühjahrstagung des Deutschen Hausärzteverbandes und des Hausärzteverbandes Rheinland-Pfalz (2017), http://www.tele-arzt.com/wp-content/uploads/2017/05/05_05_2017_PM_Fruehjahrstagung.pdf (zuletzt abgerufen am 03.12.2017)

Deutsches Telemedizinportal, o.V. Projekte (2017), https://telemedizinportal.gematik.de/index.php?id=2&page=0&no_cache=1&formSortType=alphabetischLangtitel (zuletzt abgerufen am 30.11.2017)

DGTeleMed, o.V. Übersicht Institutionen Telemedizin (2017), http://www.dgtelemed.de/de/telemedizin/links.php?lang=de (zuletzt abgerufen am 30.11.2017)

Dierks, C. Rechtsfragen der Telemedizin (2001), Berlin, Heidelberg

E-Health Blog Eine Übersicht zum Thema E-Health (2017), https://ehealthblog.de/ehealth/ (zuletzt abgerufen am 30.11.2017)

E-HEALTH-COM, o.V. Projekt „CCS Telehealth Ostsachsen" stellt Grundsätze für Evaluation von Telemedizin vor (2015), http://e-health-com.de/details-news/projekt-ccs-telehealth-ostsachsen-stellt-grundsaetze-fuer-evaluation-von-telemedizin-vor/c1f30a74691ca92fb83a467aa24f463b/ (zuletzt abgerufen am 30.11.2017)

E-HEALTH-COM, o.V. Start für Projekt TeleArzt des Deutschen Hausärzteverbandes (2015), http://e-health-com.de/details-news/start-fuer-projekt-telearzt-des-deutschen-hausaerzteverbandes/be81a6995db424ac30fdd47a9dcf4a99/ (zuletzt abgerufen am 03.12.2017)

Ehrentraut, O. / Fetzer, S. Die Bedeutung älterer Arbeitnehmer im Zuge der demografischen Entwicklung (2007), in: Demografischer Wandel in Unternehmen, 1. Aufl., Wiesbaden

Enders, P. Mit dem "TeleArzt" auf Hausbesuch (2015), in: Pressebericht des Vorsitzenden des Ausschusses für Gesundheit, Pflege und Demografie im Rheinland-Pfälzischen Landtag, http://www.peter-enders.de/index.php?ka=1&ska=1&suche=hausbesuch&idn=363 (zuletzt abgerufen am 03.12.2017)

Europäische Kommission, o.V. eHealth Action Plan 2012-2020 - Innovative healthcare for the 21st century (2012), Brüssel

Eysenbach, G. What is e-health?, in: Journal of Medical Internet Research (2001), Jg. 20, Nr. 3

Feil, T. Rechtliche Anforderungen an die Telemedizin (2011), https://www.recht-freundlich.de/allgemeine-rechtsberatung/rechtliche-anforderungen-an-die-telemedizin (zuletzt abgerufen am 30.11.2017)

Feldwisch-Drentrup, H. Ärztekammer genehmigt erstmals Fernbehandlung (2017), in: Deutsche Apotheker Zeitung, https://www.deutsche-apotheker-zeitung.de/news/artikel/2017/10/23/aerztekammer-genehmigt-erstmals-fernbehandlung (zuletzt angerufen am 30.11.2017)

Ferrer-Roca, O. / Sosa-Iudicissa, M. Handbook of Telemedicine (2002), 3. Aufl., Amsterdam

Fischer, F. / Aust, V. /Krämer, A. eHealth: Hintergrund und Begriffsbestimmung (2016), in: eHealth in Deutschland, Heidelberg

FOCUS Online, o.V. Elektronische Gesundheitskarte - Massive Zweifel an Zukunft der Karte (2017), http://www.focus.de/gesundheit/news/elektronische-gesundheitskarte-massive-zweifel-an-zukunft-der-karte_id_7440534.html (zuletzt abgerufen am 30.11.2017)

Gaab, M. R. / Müller, J.-U. / Burchert, H. Entwicklung der medizinischen Telekommunikation (1999), in: Medizinische Telekommunikation, Heidelberg

Gabler Wirtschaftslexikon Definition und Einordnung von eHealth (2017), http://wirtschaftslexikon.gabler.de/Definition/electronic-health.html (zuletzt abgerufen am 30.11.2017)

Gausemeier, J. / Grote, A.-C. / Lehner, M. Zukunftsmarkt Telemedizin – Anforderungen an die Produkte und Dienstleistungen von morgen (2012), Paderborn, https://www.hni.uni-pader-born.de/fileadmin/Fachgruppen/Seniorprofessur_Gausemeier/Gausemeier/Beitrag_Zukunftsmarkt_Telemedizin_Gausemeier_Grote_Lehner_2012.pdf (zuletzt abgerufen am 30.11.2017)

Geelvink, N. Elektronische Gesundheitsakte und Telematikplattform – Sektorübergreifende Integration im Gesundheitswesen (2009), in: Telemedizinführer Deutschland 2009, Bad Nauheim

gematik, o.V. Konnektorspezifikationen (2017), https://www.gematik.de/cms/de/spezifikation/abgekuendigte_releases/release_2_3_4/release_2_3_4_dezentrale_komponenten/dezentralekomponenten/release_2_3_4_konnektorspezifikation.jsp (zuletzt abgerufen am 30.11.2017)

Gemeinsamer Bundesausschuss (G-BA), o.V. Startschuss für Antragsverfahren auf Fördermittel aus dem Innovationsfonds (2016), in: Pressemittelung vom 08. April 2016, Berlin, https://www.g-ba.de/downloads/34-215-612/03_2016-04-08_Foerderbekanntmachungen.pdf (zuletzt abgerufen am 30.11.2017)

Gerlof, H. E-Health in EBM – ein echter Anreiz für Ärzte? (2017), in: Ärztezeitung, https://www.aerztezeitung.de/praxis_wirtschaft/aerztliche_verguetung/article/928681/telemedizin-e-health-ebm-echter-anreiz-aerzte.html (zuletzt abgerufen am 30.11.2017)

Gerlof, H. Krankenkassen treten bei der Telemedizin auf die Bremse (2015), https://www.kardiologie.org/krankenkassen-treten-bei-der-telemedizin-auf-die-bremse/6647356 (zuletzt abgerufen am 30.11.2017)

Gesundheitsregion Köln-Bonn, o.V. Vernetzte Gesundheitskompetenz (2017), http://www.health-region.de (zuletzt abgerufen am 02.12.2017)

GKV-Spitzenverband, o.V. Telemedizin in der vertragsärztlichen Versorgung (2016), in: Positionspapier vom 16. März 2016, Berlin

Gnann, W. Forschungs- und Anwendungsfeld Telemedizin (2001), in: Der Einsatz der Telemedizin, Wiesbaden

Grätzel von Grätz, P. Digital vernetzte Gesundheitssysteme entwickeln sich rasant (2015), https://www.medizintechnologie.de/infopool/politik-wirtschaft/2015/digital-vernetzte-gesundheitssysteme-entwickeln-sich-rasant/ (zuletzt abgerufen am 30.11.2017)

Grätzel von Grätz, P. Telemedizin ist seit Jahrzehnten im Einsatz (2013), in: ersatzkasse magazin, https://www.vdek.com/magazin/ausgaben/2013-01-02/titel-telemedizin-international.html (zuletzt abgerufen am 30.11.2017)

Grätzel von Grätz, P. / Zu Pulitz, J. Telemedizin schafft klinische und ökonomische Evidenz (2011), in: E-HEALTH-COM Bosch Spezial 2011

Grimm, F. / Tropf, T. M. Telemedizin trifft auf großes Interesse (2016), in: Presseinformation zur Bitkom Digital Health Umfrage 2016, https://www.bitkom.org/Presse/Presseinformation/Telemedizin-trifft-auf-grosses-Interesse.html (zuletzt abgerufen am 30.11.2017)

Grönemeyer, D. H. W. Chancen und Risiken der Telemedizin (2000), in: Med. in Deutschland, Berlin, Heidelberg

GWQ ServicePlus AG, o.V. Unternehmen – Über uns (2017), http://www.gwq-serviceplus.de/unternehmen/ueber-uns (zuletzt abgerufen am 03.12.2017)

Häcker, J. Telemedizin: Markt, Strategien, Unternehmensbewertung (2008), München

Häckl, D. Neue Technologien im Gesundheitswesen (2010), Wiesbaden

Halkow, A. / Heese, J. Chancen der Gesundheitstelematik nutzen! Ansätz der AOK Nordost – Die Gesundheitskasse (2012), in: Telemedizin - Jahrbuch HealthCapital Berlin-Brandenburg, München

Henschke, C. Telemedizin und e-Health (2016), http://www.mig.tu-ber-lin.de/fileadmin/a38331600/2016.teaching.ss/Industrie_VL/Industrie_U Ebung/2016.05.25_-_CH-_MT_Telemedizin_und_eHealth_online.pdf (zuletzt abgerufen am 30.11.2017)

Höhl, R. Welche Telemedizin-Projekte für Patienten sinnvoll sind (2015), in: ÄrzteZeitung, https://www.aerztezeitung.de/praxis_wirtschaft/e-health/telemedizin/article/886491/baek-listet-welche-telemedizin-projekte-patienten-sinnvoll.html (zuletzt abgerufen am 30.11.2017)

Holderried, M. / Holderried, F. / Gugler, B. Digitale Transformation von Dienstleistungen im Gesundheitswesen III (2017), Wiesbaden

Illing, F. Gesundheitspolitik in Deutschland – Eine Chronologie der Gesundheitsreformen der Bunderepublik (2017), Wiesbaden

Innovationsausschuss des G-BA, o.V TeleDerm – Implementierung teledermatologischer Konsile in die hausärztliche Versorgung (2017), https://innovationsfonds.g-ba.de/projekte/neue-versorgungsformen/telederm-implementierung-teledermatologischer-konsile-in-die-hausaerztliche-versorgung-kontrollierte-studie-mit-qualitativ-quantitativer-prozessevaluation.67 (zuletzt abgerufen am 30.11.2017)

Innovationsausschuss des G-BA, o.V. Geförderte Projekte des Innovationsausschusses (2016), in: Förderbekanntmachung Neue Versorgungsformen vom 8. April 2016, https://innovationsfonds.g-ba.de/downloads/media/47/Neue-Versorgungsformen_Uebersicht-gefoerderte-Projekte-2016.pdf (zuletzt abgerufen am 30.11.2017)

Innovationsausschuss des G-BA, o.V. Telnet@NRW – Telemedizinisches, intersektorales Netzwerk als neue digitale Struktur zur messbaren Verbesserung der wohnortnahen Gesundheitsversorgung (2017), https://innovationsfonds.g-ba.de/projekte/neue-versorgungsformen/telnetatnrw-telemedizinisches-intersektorales-netzwerk-als-neue-digitale-struktur-zur-messbaren-verbesserung-der-wohnortnahen-gesundheitsversorgung.84 (zuletzt abgerufen am 30.11.2017)

Institut für Demoskopie Allensbach, o.V. Der Einsatz von Telematik und Telemedizin im Gesundheitswesen - Ergebnisse einer Repräsentativbefragung von niedergelassenen und Krankenhausärzten (2010), http://www.bundesaerztekammer.de/fileadmin/user_upload/downloads/pdf-Ordner/Telemedizin_Telematik/Telemedizin/eHealth_Bericht_lang_final_1_.pdf (zuletzt abgerufen am 30.11.2017)

Jedamzik, S. Telemedizin – Die vernetzte Gesundheitsversorgung (2014), München, http://www.muenchner-wissenschaftstage.de/2014/upload/download/Jedamzik.pdf (zuletzt abgerufen am 30.11.2017)

Kaiser, T. Deutsches Gesundheitswesen ist das Geld nicht wert (2014),
https://www.welt.de/wirtschaft/article124010016/Deutsches-
Gesundheitswesen-ist-das-Geld-nicht-wert.html (zuletzt abgerufen am
30.11.2017)

Kassenärztliche Bundesvereinigung, o.V. Ärztemangel (2017),
http://www.kbv.de/html/themen_1076.php (zuletzt abgerufen am
30.1.2017)

Kassenärztliche Vereinigung Nordrhein, o.V. Die Telematik-Infrastruktur - Bedeutung, Hintergründe und Ziele (2017),
https://www.kvno.de/downloads/beratung/info_ti.pdf (zuletzt abgerufen
am 30.11.2017)

Krankenhausforum Sachsen, o.V. Vorteile einer telemedizinischen Vernetzung
für Krankenhäuser verschiedener Versorgungsstufen (2015),
http://www.kgs-online.de/media/file/14754.KHF_2015_Olaf_Mueller.pdf
(zuletzt abgerufen am 30.11.2017)

Krüger-Brand, H. E. E-Health-Gesetz: Wichtige Etappe erreicht (2015), in:
Deutsches Ärzteblatt, Jg. 112, Nr. 50

Krüger-Brand, H. E. Telemedizin: Evaluation ist entscheidend (2015), in: Deutsches Ärzteblatt, Jg. 112, Nr. 50

Krüger-Brand, H. E. Telemedizin: Ostsachsen als Modellregion (2014), in: Deutsches Ärzteblatt, Jg. 111, Nr. 48

Krüger-Brand, H.E. Telemedizin: Hinweise zur Fernbehandlung (2016), in:
Deutsches Ärzteblatt, Jg. 113, Nr. 1-2

Krüger-Brand, H.E. Teleradiologie: Klar umgrenzte Einsatzszenarios (2007), in:
Deutsches Ärzteblatt, Jg. 104, Nr. 34

Kunze, H. / Mutze, S. Telemedizin - Jahrbuch HealthCapital Berlin-Brandenburg
(2012), München

Landesvertretung der TK Bayern, o.V. Positionspapier Telemedizin (2014),
https://www.tk.de/centaurus/servlet/contentblob/643376/Datei/1839/
Finanzierung-telemedizinischer-Netzwerke.pdf (zuletzt abgerufen am
30.11.2017)

Lenzen, M. Virtueller Landarzt Telearzt-Projekt von Dr. Thomas Assmann ausgezeichnet (2017), in: Kölnische Rundschau, https://www.rundschau-online.de/region/oberberg/wipperfuerth/virtueller-landarzt-telearzt-projekt-von-dr--thomas-assmann-ausgezeichnet-28413962 (zuletzt abgerufen am 03.12.2017)

Marxen, R. Telemedizin: Wer wagt, gewinnt? (2017), in: Health Relations, Deutscher Ärzteverlag, http://www.healthrelations.de/telemedizin-chancen-risiken-prognosen/ (zuletzt abgerufen am 03.11.2017)

Matzko, M. Fallbeispiel: Verbesserung der Versorgung durch Telemedizin (2006), in: eHealth: Innovations- und Wachstumsmotor für Europa, Heidelberg

Mauermeyer, C. Telemedizin – Haftungsrecht (2016), https://www.mdk-bay-ern.de/fileadmin/Veranstaltungen/Veranstaltungen/Patsi/6_Telemedizin_Haftungsrecht-Mco.pdf (zuletzt abgerufen am 30.11.2017)

Medienservice Sachsen, o.V. Deutschlands größtes Telemedizin-Projekt »CCS Telehealth Ostsachsen« geht in Dresden online (2015), https://www.medienservice.sachsen.de/medien/news/198467 (zuletzt abgerufen am 30.11.2017)

Medline, o.V. Anzahl der Publikationen zur Telemedizin und zu Arzneimitteln (2017), https://www.ncbi.nlm.nih.gov/pubmed/?term=telemedicine (zuletzt abgerufen am 30.11.2017)

Mildenberger, P. Teleradiologie (2012), in: Report Versorgungsforschung / Telemedizinische Methoden in der Patientenversorgung, Hrsg.: Bartmann, F.-J. / Blettner, M. / Fuchs, C. / et al., Köln

Möws, V. Telemedizinische Fernbehandlung – warum zögern wir noch? (2017), in: Presse und Politik der Techniker Krankenkasse, https://wirtechniker.tk.de/2017/08/03/telemedizinische-fernbehandlung-warum-zoegern-wir-noch/ (zuletzt abgerufen am 30.11.2017)

Müller, A. / Rybak, K. / Klingenheben, T. Empfehlungen zum Telemonitoring bei Patienten mit implantierten Herzschrittmachern, Defibrillatoren und kardialen Resynchronisationssystemen (2013), in: Der Kardiologe, Ausgabe 3, Heidelberg

Nefiodow, L. Der sechste Kondratieff (2014), 7. Aufl., St. Augustin

Nowakowski, N. / Fischer, F. Telematikanwendungen in der präklinischen Not-fallmedizin in Deutschland – Einsatzmöglichkeiten und Herausforderun-gen (2015), in: Der Nervenarzt, Jg. 31, Nr. 4, Stuttgart

Paulus, W. Selbständig zuhause leben im Alter - auf dem Weg zu einer integrier-ten Versorgung (2015), in: Forschung Aktuell, Institut Arbeit und Technik (IAT), Gelsenkirchen, http://www.iat.eu/forschung-aktuell/2015/fa2015-03.pdf (zuletzt abgerufen am 30.11.2017)

Pelleter, J. Organisatorische und institutionelle Herausforderungen bei der Im-plementierung von Integrierten Versorgungskonzepten am Beispiel der Telemedizin (2012), Wiesbaden

Pelleter, J. Grundlagen der Telemedizin (2013), in: Telemedizin – Wege zum Er-folg, Hrsg.: Budych, K. / Carius-Düssel, C. / Schultz, C. / et al., Stuttgart

Perlitz, U. Telemedizin verbessert Patientenversorgung (2010), http://www.asklepios.de/upload/Telemedizin_verbessert_Patientenverso rgung_2783.pdf (zuletzt abgerufen am 30.11.2017)

Pintaric, C. Die Telematik-Infrastruktur (TI) (2017), https://www.kvno.de/downloads/beratung/info_ti.pdf (zuletzt abgerufen am 30.11.2017)

Ploier, M. Arzt und Recht: Telemedizin (2015), in: Journal für Hypertonie, Jg. 19, Nr. 3, Gablitz

Porter, M.E. / Guth, C. Chancen für das deutsche Gesundheitssystem (2012), Heidelberg

Pöggeler, L. Den Landarzt hat die MFA in der Tasche dabei (2016), in: MMW – Fortschritte der Medizin, Jg. 158, Nr. 18, Heidelberg

Reckter, B. Herz-Handy für mobiles EKG (2000), http://www.ingenieur.de/Fachbereiche/Medizintechnik/Herz-Handy-fuer-mobiles-EKG (zuletzt abgerufen am 30.11.2017)

Reiter, B. / Turek, J. / Weidenfeld, W. Telemedizin – Zukunftsgut im Gesund-heitswesen, Centrum für angewandte Politikforschung (2011), München, http://www.cap.lmu.de/download/2011/2011_Telemedizin.pdf (zuletzt abgerufen am 30.11.2017)

Roland Berger (Studie) Digital and disrupted: All Change for healthcare (2017), https://www.rolandberger.com/de/press/Digitaler-Gesundheitsmarkt-wächst-bis-2020-um-durchschnittlich-21-Prozent-pro-Ja-2.html (zuletzt abgerufen am 03.12.2017)

Schenkel, J. Praxis der Telemedizin in Deutschland heute (2012), in: Deutsche Medizinische Wochenschrift, Jg. 142 Nr. 5, Stuttgart

Schmidt, K. Agnes, Verah oder Eva – Schwestern des Hausarztes – Versorgung im Team (2009), in: Notfall & Hausarztmedizin, Jg. 35, Nr. 5, Stuttgart

Schott, C. Wirtschaftlichkeit im Gesundheitswesen (2014), Hamburg

Schultz, C. / Helms, T.M. Telemedizin – Wege zum Erfolg (2013), Stuttgart

Schultz, C. / Salomo, S. / Gemünden, H.G. Akzeptanz der Telemedizin – Einführung und Überblick (2005), http://www.im-hc.de/pdf/einfuehrung.pdf (zuletzt abgerufen am 30.11.2017)

Siegerland Kurier, o.V. Telemedizin in Deutschland – Aufbruch in die Zukunft? (2017), https://www.siegerlandkurier.de/leben/telemedizin-deutschland-aufbruch-zukunft-8442334.html (zuletzt abgerufen am 30.11.2017)

Sögner, P. Stand der Telemedizin in Österreich (2005), in: Bundesgesundheitsblatt - Gesundheitsforschung – Gesundheitsschutz, Jg. 48, Nr. 6, Heidelberg

Sögner, P. Telemedizin aus medizinischer Sicht (2016), in: Zeitschrift für Gesundheitspolitik, Jg. 4, Nr. 3, Linz

Sommer, M. Kosten und Nutzen von Telemedizin bei chronischen Krankheiten (2016), Hamburg

Staeck, F. Telederm - Gute Überlebenschancen (2017), in: ÄrzteZeitung, https://www.aerztezeitung.de/politik_gesellschaft/krankenkassen/article/931818/telederm-gute-ueberlebenschancen.html (zuletzt abgerufen am 30.11.2017)

StartUp Health, o.V. StartUp Health Insights Report: 2016 Digital Health Funding Rankings (2017), in: statista Digital Health Dossier, https://de.statista.com/statistik/studie/id/27442/dokument/digital-health-statista-dossier/ (über Firmenzugang erworben am 29.11.2017)

Striegler, A. Telemedizin bald in der Regel? (2013), in: ÄrzteZeitung,
https://www.aerztezeitung.de/politik_gesellschaft/gesundheitspolitik_int
ernational/article/831136/grossbritannien-telemedizin-bald-regel.html
(zuletzt abgerufen am 30.11.2017)

Stroppe, L. Das E-Health-Gesetz in Deutschland – Ein wichtiger Schritt für mehr
Qualität, Effizienz und Patientenautonomie (2015), in: Versorgung 2030 –
eHealth, mHealth, Telemedizin, Hrsg: Gesellschaft für Versicherungswis-
senschaft und -gestaltung e.V. (GVG), Köln

Strotbaum, V. Angela Merkel spricht sich für eine zügige Digitalisierung des Gesundheitswesens aus (2017),
http://www.telnet.nrw/2017/07/10/angela-merkel-spricht-sich-fuer-
eine-zuegige-digitalisierung-des-gesundheitswesens-aus/ (zuletzt abgerufen am 03.12.2017)

TAG TeleArzt GmbH, o.V. Verbesserte Versorgung in strukturschwachen Gebieten mit dem „TeleArzt" – Telemedizinisches Projekt für Hausarztpraxen
startet in vier Bundesländern (2017), http://www.tele-arzt.com/wp-
content/uploads/2017/05/2017_05_02_PM_TeleArzt_GWQ_TAG.pdf (zuletzt abgerufen am 03.12.2017)

TAG TeleArzt GmbH, o.V. TeleArzt mit Telematik-Award 2017 ausgezeichnet
(2017), http://www.tele-arzt.com/wp-
content/uploads/2017/09/Pressemitteilung.pdf (zuletzt abgerufen am
03.12.2017)

telenet.nrw, o.V. Was soll durch das Projekt erreicht werden? (2017),
http://www.telnet.nrw/zum-projekt/hintergrund-und-ziele/ (zuletzt abgerufen am 30.11.2017)

TEMPiS Homepage, o.V. Aufbau des Netzwerks (2017),
http://www.tempis.de/index.php/aufbau-des-netzwerkes.html (zuletzt
abgerufen am 30.11.2017)

TEMPiS Homepage, o.V. Jahresbericht 2016 (2016),
http://www.tempis.de/index.php/component/jdownloads/finish/3-
jahresberichte/1070-jahresbericht-2016.html (zuletzt abgerufen am
30.11.2017)

TK Mecklenburg-Vorpommern, o.V. Interview mit dem Geschäftsführer der Infokom GmbH, Rolf-Dietrich Berndt, zu E-Health Lösungen im Gesundheitswesen (2016), https://www.tk.de/tk/mecklenburg-vorpommern/interviews/rolf-d-berndt-infokomm/744410 (zuletzt abgerufen am 30.11.2017)

TK Mecklenburg-Vorpommern, o.V. Telemedizin als Chance - Die Versorgung im ländlichen Raum braucht innovative Lösungen (2015), https://www.tk.de/tk/mecklenburg-vorpommern/positionen-im-land/telemedizin/715474 (zuletzt abgerufen am 30.11.2017)

Ulsenheimer, K. / Heinemann, N. Rechtliche Aspekte der Telemedizin – Grenzen der Telemedizin (1999), in: Medizinrecht, Jg. 17, Nr. 5, Heidelberg

v. Baer, R. / Barczok, M. Telemedizin in der pneumologischen Praxis (2014), in: Der Pneumologe, Jg. 11, Nr. 3, Heidelberg

Video-Podcast der Bundeskanzlerin Merkel für mehr Digitalisierung in der Medizin (2017), in: Mediathek Presse- und Informationsamt der Bundesregierung, https://www.bundeskanzlerin.de/Webs/BKin/DE/Mediathek/Einstieg/mediathek_einstieg_podcasts_node.html?id=2223468 (zuletzt abgerufen am 03.12.2017)

Vogl, R. Telemedizin: Chancen und Risiken (2002), in: Der Radiologe, Jg. 42, Nr.5, Heidelberg

Völkel, N. / Hubert, G. J. / Haberl, R. L. Telemedizin: „TEMPiS"-Netzwerk für Schlaganfallbehandlung in der Regelversorgung (2017), in: AINS – Anästhesiologie Intensivmedizin Notfallmedizin Schmerztherapie, Jg. 52, Nr. 2, Stuttgart

Weltgesundheitsorganisation (WHO), o.V. e-Health (2017), http://www.who.int/en/ (zuletzt abgerufen am 30.11.2017)

Weltgesundheitsorganisation (WHO), o.V. Telemedicine (1997), http://apps.who.int/iris/bitstream/10665/63857/1/WHO_DGO_98.1.pdf (zuletzt abgerufen am 30.11.2017)

Wendelstein, C. Kollisionsrechtliche Probleme der Telemedizin (2012), Tübingen

Wienke, A. / Sailer, R. Kritische Anmerkungen zur Telemedizin (2016), in: Orthopädie und Unfallchirurgie – Mitteilungen und Nachrichten, Jg. 3, Nr. 3, Stuttgart

Wigge, P. / Frigger, U.F. Aktuelle Rechtsfragen der Genehmigungspraxis in der Teleradiologie (2015), in: Radiologie & Recht, http://www.radiologie-recht.de/Dateien/Archiv/2015/Radiologie.und.Recht.2015.01.pdf (zuletzt abgerufen am 30.11.2017)

Wild, F. Mehrumsatz und Leistungsausgaben in der PKV (2016), in: WIP - Diskussionspapier 1/16, Köln

Zundel, K.M. Telemedicine: history, applications, and impact on librarianship (1996), in: Bulletin of the Medical Library Association, Jg. 84, Nr. 1